肛肠外科基础与临床

GANGCHANG WAIKE JICHU YU LINCHUANG

田军红　等　主编

上海交通大學出版社
SHANGHAI JIAO TONG UNIVERSITY PRESS

内容提要

　　本书共分为9章，首先详细介绍了肛肠外科的基础内容，包括结直肠和肛门解剖、大肠肛门生理学、肛肠疾病常见检查方法和外科手术及手术器械的使用技巧，然后重点从病因、病理、临床表现、辅助检查、诊断、鉴别诊断、治疗、预防等方面系统且较为全面地阐述了排便障碍性疾病、肛肠先天性疾病、肛管及结直肠疾病、肛周皮肤病等临床常见肛肠外科疾病。本书适用于临床肛肠外科医师使用，同时也可供医学院在校学生学习时阅读参考。

图书在版编目（CIP）数据

　　肛肠外科基础与临床 / 田军红等主编. --上海 ：
上海交通大学出版社，2021
　　ISBN 978-7-313-25312-5

　　Ⅰ．①肛…　Ⅱ．①田…　Ⅲ．①肛门疾病－外科学－诊疗②直肠疾病－外科学－诊疗　Ⅳ．①R657.1

　　中国版本图书馆CIP数据核字（2021）第174715号

肛肠外科基础与临床
GANGCHANG WAIKE JICHU YU LINCHUANG

主　　编：田军红 等			
出版发行：上海交通大学出版社	地　　址：上海市番禺路951号
邮政编码：200030	电　　话：021-64071208
印　　制：广东虎彩云印刷有限公司	
开　　本：710mm×1000mm　1/16	经　　销：全国新华书店
字　　数：244千字	印　　张：14
版　　次：2023年1月第1版	插　　页：2
书　　号：ISBN 978-7-313-25312-5	印　　次：2023年1月第1次印刷
定　　价：198.00元	

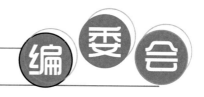

编委会

◎ **主　编**

田军红　李殿环　陈建通　徐良才

蒋学军　王翠芳

◎ **副主编**

刘德武　何　晴　许　成　傅启旭

魏　冲　赵蕙新

◎ **编　委**（按姓氏笔画排序）

王今栋　王翠芳　田军红　刘德武

许　成　李殿环　何　晴　张　娜

陈建通　赵蕙新　徐良才　蒋学军

傅启旭　魏　冲

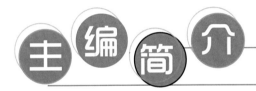

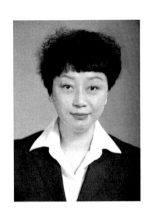

◎ 田军红

女，1972年生，副主任医师。毕业于山东中医药大学中医临床专业，现担任济宁市第一人民医院肛肠外科主任，兼任山东省医学会肛肠外科分会委员、山东省医师协会肛肠病专业委员会委员、山东中西医结合学会肛肠专业委员会委员等职务。主要从事肛肠外科疾病的诊治。曾获医院"先进个人"等荣誉称号。发表论文8篇，出版著作3部，承担科研课题3项，并获三等奖1次。

前言
FOREWORD

　　肛肠病学是一门历史悠久但却发展缓慢的学科。随着社会的发展，人们生活节奏的加快，饮食、生活习惯的改变，肛肠疾病的发病率呈逐年上升的趋势，严重影响我国人民的身心健康和生活质量。近年来肛肠病越来越受到人们的重视，特别是随着对于肛肠外科疾病的研究日益深入，各种新观点、新方法层出不穷，呈现出百家争鸣的局面，这一方面促进了学术研究及临床工作的发展，但也使部分初学者及基层临床医师不能及时学习和掌握最新的肛肠外科的方法和技术。鉴于以上因素，总结、创新出一套切合实用，有确切临床疗效的肛肠外科疾病的诊疗方法，是编者多年来一直为之努力的奋斗目标。在许多肛肠病学界前辈的热情鼓励下，我们汇集临床肛肠外科医师多年来的工作经验和体会编撰而成《肛肠外科基础与临床》一书，旨在让临床肛肠外科医师能够学习到肛肠外科诊疗的最新研究成果，从而提高肛肠外科疾病的治愈率。

　　本书共分为9章，首先详细介绍了肛肠外科的基础内容，包括结直肠和肛门解剖、大肠肛门生理学、肛肠疾病常见检查方法和外科手术及手术器械的使用技巧，然后重点从病因、病理、临床表现、辅助检查、诊断、鉴别诊断、治疗、预防等方面系统且较为全面地阐述了排便障碍性疾病、肛肠先天性疾病、肛管及结直肠疾病、肛周皮肤病等临床常见肛肠外科疾病。

本书资料翔实、结构合理,内容简明扼要、重点突出,图文并茂,注重科学性和实用性的统一,并尽可能将国内外肛肠学的新进展、新技能、新成果提供给读者,力求让肛肠科医护人员及基层医护人员在临床工作中可以通过查阅本书解决实际问题。本书适用于临床肛肠外科医师使用,也可作为医学院在校学生的学习资料。

本书编写过程中各位专家不辞辛苦,夜以继日,查阅了大量文献资料,并结合多年教学和临床实践经验,梳理内容,完善编写思路,反复讨论修改,最终完成了编写任务。由于编写时间仓促,难免有疏漏、不当甚或重复之处,望读者惠予指正,不胜感谢。

《肛肠外科基础与临床》编委会
2021 年 3 月

目 录
CONTENTS

第一章

结直肠和肛门解剖

第一节　结直肠和肛门胚胎的发生、发育

在胚胎发育早期,整个消化道是一个单一的直管,悬挂在腹正中线上,称为原肠。原肠随着胚胎的生长和发育,根据位置逐渐分为前肠、中肠和后肠 3 个部分。结肠、直肠以及肛门的发生,主要与中肠、后肠和部分外胚层有关。

原肠各部分发育后形成的器官如下。①前肠:咽、食管、胃、十二指肠的前 2/3 部分。②中肠:十二指肠的后 1/3 部分和空肠、回肠、盲肠、阑尾、升结肠以及横结肠的前 2/3 部分。③后肠:横结肠后 1/3 部分以及降结肠、乙状结肠、直肠和肛管的上段。

一、结肠的发生和发育

结肠的发生源自原肠的中肠及后肠部分。

胚胎的第 5 周,十二指肠以下的中肠生长较快,并弯向腹一侧形成 U 形的中肠祥。祥的背系膜内有肠系膜上动脉,祥顶与卵黄管相连。卵黄管以上的肠祥称为头支,卵黄管以下的肠祥称为尾支。

胚胎的第 6 周,在尾支近侧段又发生一囊状的盲肠突。它是盲肠和阑尾的原基,也是大肠和小肠的分界标志,由于中肠祥发育迅速,肝和中肾的不断增大,腹腔暂时不能容纳全部肠祥,致使肠祥突入脐带内的胚外体腔(也称脐腔),形成生理性脐疝。此时肠祥在脐腔内开始旋转,它以肠系膜上动脉为轴逆时针旋转 90°(从腹面观),使头支转向右侧,尾支转向左侧。头支在脐腔内迅速增长,形成盘曲的空肠和回肠大部。

在胚胎的第 10 周,腹腔增大,脐腔内肠祥退回腹腔时又发生旋转,逆时针旋转 180°,这样肠祥共旋转 270°,头支逐渐转到腹腔左下方,使空肠和回肠盘曲在

腹腔中部,尾支逐渐转到腹腔右上方,形成横结肠和降结肠。盲肠突最后退回腹腔,最初位于肝右叶的下方,以后逐渐下降到右髂窝处,升结肠随之形成。盲肠突远侧端形成一狭窄的憩室即为阑尾,近侧端膨大为盲肠。降结肠的尾端移近中线,形成乙状结肠。

二、肛门和直肠的发生发育

肛门与直肠的发生来源不同,肛门来自外胚层,由外胚层的原肛发育而来;直肠则源自内胚层的后肠。

(一)直肠的发育

在胚胎的第4~5周,由尿囊根部、后肠和尾肠共同形成泄殖腔,泄殖腔的腹侧壁内胚层和外胚层直接相贴,其间无中胚层,成为泄殖腔膜,与体外相隔。在胚胎第5周,泄殖腔的两侧,有中胚层的皱褶和内胚层的嵴融合形成尿直肠隔。尿直肠隔继续生长,直到与泄殖腔膜相连,同时将泄殖腔分为直肠和尿生殖窦两部分,背侧为直肠,腹侧为尿生殖窦。泄殖腔膜亦被分为尿生殖膜和肛膜两部分,两膜之间的部分成为将来的会阴。直肠向下发育延伸中断或发育不良,可形成直肠闭锁或直肠狭窄。

(二)肛门的发育

在胚胎的第7周,肛膜的周围由外胚层形成数个结节状隆起,称为肛突,以后肛突融合而形成中心凹陷的原肛。在人胚第8周时,肛膜破裂,原肛与直肠相通,原肛的开口即为肛门。肛门膜未破裂,造成肛门闭锁;破裂不全,造成肛门狭窄。如果破裂位置异常,男性在尿直肠中隔穿通,位置高者,可造成直肠膀胱瘘,位置较低者,可造成直肠尿道瘘或直肠会阴瘘;女性在尿直肠中隔穿通,位置高者,可造成直肠膀胱瘘或直肠子宫瘘,位置较低者,可造成直肠阴道瘘或直肠舟状窝瘘。

(三)会阴肌肉的形成

肛门外括约肌是肛周最主要的肌肉,从来源上看,它是泄殖腔括约肌的一部分,与尿生殖肌群同源,而且它们的血供来源和神经支配也是一致的。两者在功能和结构上具有很多共同联系。肛提肌来自脊柱尾部肌节,肛门内括约肌由直肠壁横肌纤维延续到肛管部增厚变宽而形成,属平滑肌,受自主神经支配。

第二节　直肠解剖与功能

一、直肠解剖

直肠是消化道的末端,位于盆腔底部,上端第 3 骶骨上缘平面,与乙状结肠相连,向下沿骶尾骨屈曲,穿过盆底终于齿线,与肛管连接,长 12～15 cm。

直肠与乙状结肠连接处最窄,向下扩大成直肠壶腹,是大肠最宽部分,下端又变狭窄,形成两头狭小,中间宽阔。

(一)直肠的弯曲

直肠并不是垂直状,在矢状面和额状面上都有不同程度的弯曲。在矢状面上,直肠沿骶尾骨的前面下降,形成一个弓向后方的弯曲,称直肠骶曲。向下直肠绕过尾骨尖,转向后下方,又形成一个弓向前的弯曲,称直肠会阴曲(图 1-1)。会阴曲呈直角,又称肛管直肠角,此处是最高肠内压区的中枢地带。直肠在额状面上述有 3 个侧屈:上方的侧屈凸向右,中间的凸向左,是 3 个侧屈中最显著的一个,而最后直肠又越过中线形成一个凸向右的弯曲,因而直肠侧屈呈右一左一右的形式。但直肠的始末两端则均在正中平面上。由于直肠和肛管形成的角度,因此直肠壶腹内存积的粪便不达到相应的数量,不能压迫齿线引起排便反射。

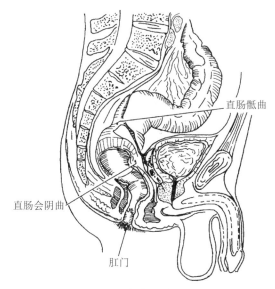

图 1-1　肛门与直肠的成角关系

直肠的这种弯曲现象决定了在临床上行乙状结肠镜检查时,方向先指向脐部,过肛管再改向骶骨岬,才能顺利到达直肠壶腹。

(二)直肠瓣

在直肠壶腹内有 3 个呈半月形的黏膜横皱襞,称直肠瓣,直肠瓣平均宽度约 1.4 cm,平均长度约 3 cm,约相当于直肠圆周的 2/3。直肠瓣的数目因人而异,1978 年 Abramson 分析了 400 例成人乙状结肠镜检查资料,结果表明:直肠瓣有的人可以缺如,有的人可多达 7 个,其中以 3 个瓣的出现率为最高,占 45.5%。3 个瓣中以左－右－左样式排列者,占 20.5%,3 个瓣平均距肛缘距离各为 7.9 cm、9.4 cm、11.3 cm,相邻 2 个瓣间的距离不固定。直肠瓣由黏膜、环肌和纵肌共同构成,向腔内突入。最上面的直肠瓣位于直肠、乙状结肠交界部,距肛门 11.0~13.0 cm,位于直肠的左壁或右壁上,偶尔该瓣可环绕肠腔一周。中间一条直肠瓣是 3 个瓣中最大的一条,其位置相对固定,距肛门 8.5~9.6 cm,相当于腹膜返折平面,该瓣内部环肌较发达,位于直肠壶腹稍上方的前后侧壁。最下面一个瓣位于中瓣的稍下方,位置最不稳定,一般位于直肠的左侧壁,距肛缘 5.0~6.0 cm。当直肠充盈时,该瓣常可消失,而排空时较显著。直肠检查时,可触及此瓣,易误认为新生物。

直肠瓣的功能尚未完全明确,目前认为其主要功能是支撑直肠内粪块,并使粪便回旋下行以减慢其运行至肛门的时间。另外在乙状结肠镜检查时,根据直肠瓣的薄厚、萎缩增生等情况可初步判断直肠炎症的程度。

(三)直肠与腹膜的关系

直肠上 1/3 的前面及其两侧有腹膜遮盖,中 1/3 仅在前面有腹膜,然后在此返折成直肠膀胱陷窝或直肠子宫陷窝。腹膜返折与肛门之间距离约 7.5 cm,但女性则较低。直肠后面无腹膜遮盖。

(四)直肠的肌肉

直肠壁肌层由上到下逐渐增厚,接近肛管时尤为显著。直肠壁分为 4 层:最内一层称为黏膜层,是肠腔壁;其深面为黏膜下层,最外一层称为浆膜层;黏膜下层和浆膜层之间称为直肠肌层。直肠肌层是直肠壁的最厚部分,分为环肌和纵肌两层,环肌在内,纵肌在外。纵肌在直肠前后比在两侧稍厚,上连乙状结肠纵肌,下与肛提肌和内、外括约肌相连。环肌肌纤维在直肠上部较少,下部较发达,到肛管形成肛门内括约肌(图 1-2)。

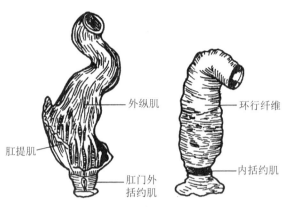

图 1-2　直肠肌肉

外纵肌

肛提肌

肛门外括约肌

环行纤维

内括约肌

二、直肠功能

直肠有排便、吸收和分泌功能,可以吸收少量的水、盐、葡萄糖和一部分药物,也能分泌黏液以利排便。在正常情况下,直肠内无粪便,肛管呈关闭状态。排便时,结肠蠕动,储存于乙状结肠内的粪便下行进入直肠,使直肠壶腹膨胀,引起便意和肛管内括约肌反射性松弛,机体自主松弛肛管外括约肌。同时屏气增加腹压,粪便排出体外。

第三节　肛管解剖与功能

一、肛管的概念

肛管的概念有解剖学肛管和外科学肛管两种。解剖学肛管是指由齿状线到肛缘的部分,成人平均长约 2.5 cm;外科学肛管指肛缘到肛管直肠环平面的部分,成人平均长约 4 cm。解剖学肛管与外科肛管的区别即是否把末端直肠包括在内。解剖学肛管是从胚胎发生角度上看,末端直肠是由胚胎期的原肛发育而成,来自外胚层,与人体的皮肤为同一来源,因此不包括此部分。外科肛管则是从临床的角度出发而提出来的,其范围较解剖肛管大,包括了末端直肠,理由是:①肛管直肠肌环附着线以上的肠腔呈壶腹状膨大,而线以下的肠腔(外科肛管)呈管状狭小,两者的分界线在肛门指诊时易被辨认。②肛管直肠肌环附着线以下有耻骨直肠肌,肛门内、外括约肌呈圆筒状包绕,故外科肛管的括约功能容易理解,直肠癌的部位(癌肿下缘)与肛提肌之间距离也易于测量,便于施行括约肌保存术。

1975 年,Shafik 将外科学肛管进一步细分,将肛提肌内侧缘至齿线的部分称为直肠颈,将解剖肛管称为固有肛管。这种划分方法既保证了外科肛管功能上的一致性,又明确区分了外科肛管的不同部分;既反映了解剖学的特点,又能有效地指导临床工作,得到一致认可。

二、肛管解剖

肛管是直肠壶腹下端至肛门之间的狭窄部,前壁较后壁稍短。由于括约肌经常处于收缩状态,故肛管呈前后位纵裂状,排便时则扩张成管状。肛管的上界,男性与前列腺尖齐高,女性与会阴体齐高。肛管的前方与会阴体接触,男性会阴体与尿道膜部、尿道球部和尿生殖膈后缘相邻;女性会阴体与阴道前庭、阴道下 1/3 部相邻。肛管的后方肛尾韧带连于尾骨,两侧为坐骨肛门窝。肛管周围有内、外括约肌、联合纵肌和肛提肌。肛管的长轴指向脐,它和直肠壶腹之间形成向后开放的 90°～100° 的夹角,称为肛管直肠角。

肛管部位皮肤及黏膜组织特殊,上部是移行上皮,下部是鳞状上皮。肛管表面光滑色白,没有汗腺、皮脂腺和毛囊。若手术不当,切除肛管皮肤过多,会造成肛管皮肤缺损、黏膜外翻、肛腺外溢等不良后果。即使移植其他部位的皮肤也不能恢复原来的功能,因此在行肛门手术时要注意尽量保护肛管皮肤,避免不必要的损伤。肛管还是连接直肠与肛门的肌性通道,在胚胎发生学上处于内、外胚叶层的衔接区域,所以构造复杂。肛管壁由内向外分为 5 层:黏膜层、黏膜下层、内括约肌、联合纵肌、外括约肌。其肌束的排列方向是:内环、中纵、外环,中间的联合纵肌分出许多纤维向内外穿插,将肛管的各部分组织捆扎在一起,构成一个完整的功能整体。

肛管有 4 个与解剖密切相关的界限:肛缘,也叫肛门口,是消化道于体表的开口;括约肌间沟,即肛白线,在肛门缘与齿线之间,距肛缘约 1 cm,处于内外括约肌连接处,如将示指伸入肛管,可摸到肛门内括约肌和肛门外括约肌皮下部之间有一下陷的沟,即括约肌间沟;齿线,在肛白线上方皮肤黏膜交界处,距肛缘约 2.5 cm 有一环锯齿状的线称为齿线,齿线和肛白线之间表面光滑,光泽发亮,称为肛门梳;肛管直肠线(肛直线),在齿线上方约 1.5 cm 处,肛门指诊时所触及坚硬的肌肉环,上缘即是肛直线的位置。

除以上 4 条分界线外,肛管上尚存在"直肠柱""肛窦"等特殊解剖结构,多与肛肠疾病的发病密切相关。

（一）齿线

在肛管内面，距离肛门口 2.5～3 cm，皮肤黏膜的交界处，沿肛瓣的根部，有一锯齿状的环形线，称为齿线，又叫梳状线、皮肤黏膜线。作为皮肤黏膜的分界线，齿线上、下组织结构截然不同，胚胎期来源也不同，在解剖及临床上都有重要意义（表 1-1，表 1-2）。

表 1-1　齿线上、下发育及构造差异

	上皮	动脉	静脉	淋巴	神经	来源
齿线上	黏膜：柱状上皮	直肠上动脉、直肠下动脉	内痔静脉丛，经直肠上静脉，入门静脉	经肠系膜下淋巴结，入腰淋巴结	自主神经	内胚层
齿线下	皮肤：扁平上皮	肛门动脉	外痔静脉丛，经肛门静脉、髂内静脉入下静脉	入腹股沟淋巴结	脊神经	外胚层

表 1-2　齿线上、下生理病理差异

	痛觉	肿瘤	肿瘤转移
齿线上	无痛	直肠癌（腺癌）	腹腔内转移
齿线下	痛觉敏感	肛门癌（鳞状细胞癌）	先至腹股沟淋巴结

齿线是排便反射的诱发区，具有重要的生理意义。齿线区域分布着高度特化的感觉神经末梢，感觉灵敏。当粪便下行，到达齿线区时，神经末梢感受器受到刺激，冲动通过感觉神经传入大脑，大脑发出指令，令内外括约肌舒张，肛提肌收缩，肛管扩张，粪便得以排出。内痔脱出、直肠黏膜脱垂、肛乳头瘤等肛肠疾病会造成脱出物对齿线产生刺激，造成排便感，使患者误以为仍有大便未排净从而用力排便，使得脱出物脱出更甚，从而导致病情加重。

（二）肛直线

距齿线上方约 1.5 cm，是直肠柱上端的连线。指诊时，手指渐次向上触及狭小管腔的上缘，即达该线的位置。此线与内括约肌上缘、联合纵肌上端以及肛管直肠肌环上缘的位置基本一致。

（三）直肠柱

直肠末端肠壁上有 6～10 条垂直的黏膜皱襞，长 1～2 cm，宽 0.3～0.6 cm，称为直肠柱，也称肛柱，位于齿线和肛直线之间，在儿童时期比较明显。直肠柱上皮对触觉和温觉刺激的感受比齿线下部肛管更敏锐。直肠柱是肛门括约肌收缩的结果,当直肠扩张时此柱可消失。各柱的黏膜均有独立的动、静脉和肌组织。直肠柱越向下越显著,尤其是左壁、右后壁、右前壁最明显,直肠柱内静脉扩张时,常在以上 3 处发生原发性内痔,亦称母痔区。直肠柱常被误认为早期内痔,其鉴别点是:直肠柱呈直条形,黏膜光滑,粉红色;内痔呈圆形或椭圆形,黏膜粗糙或有糜烂,色鲜红或紫红。

(四)肛瓣

相邻直肠柱下端有一半月形黏膜皱襞相连接,这种半月形的黏膜皱襞被称为肛瓣。根据直肠柱数目的不同,肛瓣可有 6～12 个。肛瓣的组织是厚的角化上皮。当大便干燥时,肛瓣可受粪便硬块的损伤而撕裂。有人认为肛瓣是肛膜的残留物,也有人根据肛瓣是人类所特有,不见于其他哺乳动物,提出是由于直立体位而出现的结构。肛瓣没有瓣的功能,目前对其具体功能的认识尚不明确。

(五)肛隐窝

又称肛窦,是位于直肠柱之间肛瓣之后的小憩室。肛隐窝的数目、形状、深度不固定,一般有 6～8 个;呈漏斗形状,肛隐窝的上口朝向肠腔内上方,底部指向外下方;深度为 0.3～0.5 cm。肛隐窝在前侧因受前列腺或者阴道的影响,相对发育不良,大而深的肛隐窝主要位于肛管后壁。1980 年,Shafik 提出肛隐窝是胚胎发育遗留的痕迹,是后肠与原肛相套叠而形成的环状凹陷,由于直肠柱的发育,将其分隔成许多小憩室。随着年龄的增长,肛隐窝也逐渐变浅、消失,在婴幼儿可见数目多且发育良好的肛隐窝,而成人肛隐窝数目减少,变浅、变小或者缺如。

肛隐窝的功能尚不明确,肛隐窝下有肛腺的开口,故目前认为肛隐窝主要功能是储存黏液并润滑排便。一般情况下,排便时肛隐窝呈闭合状,粪渣不易进入,腹泻或者其他原因会导致肛隐窝内积存粪便,肛隐窝受到刺激而失去收缩能力,导致细菌等入侵肛腺管而引起肛腺感染;若持续感染得不到控制,则引发肛周脓肿,最终形成肛瘘。根据临床观察,绝大部分的肛瘘内口在肛隐窝。因此,肛隐窝的感染是形成肛周脓肿、肛瘘的潜在因素。

(六)肛腺

肛腺是连接肛隐窝内下方的腺体,与肛隐窝相通。成人有 4～10 个,新生儿多达 50 个。连接肛隐窝与肛腺的管状部分叫肛门腺导管。多数肛腺集中在肛管后部,两侧较少,前部缺如,肛腺常局限于肛管栉膜区的黏膜下层,内括约肌内或联合纵肌层。通常一个肛腺连接一个肛隐窝,但是有半数肛隐窝没有肛腺,也有多个肛腺可同时开口于一个肛隐窝的情况。肛门腺导管和肛腺的走行弯曲多变。约有65%的肛门腺开口与肛门腺导管在一条垂直线上,35%的不在一条垂直线上。肛腺的功能是分泌多糖类黏液,润滑粪便,保护肛管。

(七)肛乳头

在直肠柱的下端与肛管连接的区域,有圆锥形或者三角形的小隆起,沿齿线排列,称为肛乳头。肛乳头基底部色红,间断色白或者淡红。不是所有人都有肛乳头,根据临床观察,约28%的人有肛乳头。肛乳头的数目不固定,可为1个或者数个。肛乳头的大小也不固定,平常很小,0.1~0.3 cm大小,当有感染、损伤或者其他慢性刺激时,肛乳头会增生变大,达到1~2 cm大小,或者更大,并脱出肛门以外,影响排便,称为肛乳头肥大或者肛乳头瘤。增生肥大的肛乳头有明显症状时需要手术切除,一般不发生癌变。

(八)栉膜

栉膜是指齿线与括约肌间沟之间的肛管上皮,平均宽度约1.0 cm。栉膜颜色呈浅蓝色,因其下有丰富的痔血管丛所致。栉膜是皮肤和黏膜的过渡区,皮薄而致密,颜色苍白,表面光滑。从肛管纵剖面看,与其上的直肠柱及齿线相连,形似梳子,栉膜为梳背,故也称梳状区。当肛门内括约肌收缩时,可使栉膜呈环状隆起,而高于肛管表层,又称为痔环。栉膜有重要的解剖及临床意义,栉膜下有结缔组织及内括约肌附着,有丰富的动静脉、淋巴结及神经末梢,还有肛腺、肛腺导管等结构,与肛周疾病的发病密切相关。而且栉膜是肛管的最窄处,先天或后天造成的肛管狭窄症、肛管纤维样变、肛裂等疾病均好发于此。

(九)括约肌间沟

括约肌间沟,又称肛门白线。位于肛缘上约1 cm处,内括约肌下缘和外括约肌皮下部交界处。指诊可触及,但直视看不到,故临床多称之为括约肌间沟,很少提肛门白线。外括约肌皮下部与内括约肌之间的间隙很小,有来自联合纵肌的纤维在此呈放射状附着于括约肌间沟附近的皮肤,故该处皮肤较固定,有支持肛管的作用。另外,在括约肌间沟下方,即为正常的皮肤。该部位及肛周的郎格线大致以肛门为中心放射状分布。所谓朗格线,是指皮下纤维组织排列产生的皮肤纹理线。手术时沿着朗格线做切口,愈合快且瘢痕小。肛门局部朗格线为放射状,因此混合痔、肛瘘、肛周脓肿等肛肠手术亦采用放射状切口,可使术后伤口愈合达到最佳效果,这一点已在临床上得到了验证。

三、肛管功能

肛管主要功能是排泄粪便。排便过程是非常复杂的神经反射。直肠下端是排便反射的主要发生部位,是排便功能中的重要环节。肛管对粪便的括约功能体现在肛管压力的维持,肛门内、外括约肌是构成肛管压力的解剖学基础。在静息状态下,肛管压力的约 80% 是由内括约肌张力收缩所形成,其余约 20% 是由外括约肌张力收缩所形成。在主动收缩肛门括约肌的情况下,肛管压力显著升高,其产生的压力主要由外括约肌收缩所形成。因此,在静息及收缩状态下测定肛管压力,可了解肛门内、外括约肌的功能状态。

第四节　肛门直肠周围血管

一、肛门直肠动脉

肛门直肠部的血管十分丰富,动脉供应主要来自直肠上动脉、直肠下动脉、肛门动脉和骶中动脉(图 1-3、图 1-4)。

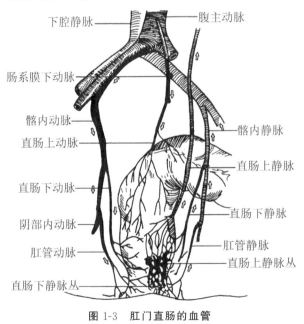

图 1-3　肛门直肠的血管

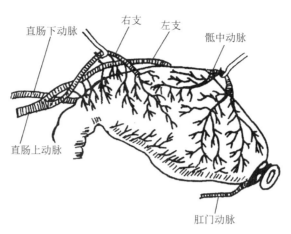

图 1-4 直肠动脉侧面观

（一）直肠上动脉

又称痔上动脉,是肠系膜下动脉的终末分支。起于乙状结肠动脉最下支起点的下方,在第 3 骶骨水平面与直肠上端后面分为两支。沿直肠两侧穿过肌层到黏膜下层。直肠上动脉是直肠血管最大最主要的一支,沿途分出许多分支,分布于直肠上部各层和全部肠黏膜,供应直肠和齿线以上的肛管,其毛细血管丛与直肠下动脉、肛门动脉吻合。直肠上动脉在肛管上方的右前、右后和左侧 3 处,即截石位 3、7、11 点有主要分支。这些分支处是内痔的好发区域,指诊时可以在肛管上方摸到动脉搏动,也是痔手术后大出血的部位所在。

（二）直肠下动脉

又称痔中动脉,是髂内动脉的一个分支,大部分起自阴部内动脉,也有少数直接起自髂内动脉或者膀胱动脉。左右各一,位于骨盆两侧。在骨盆直肠间隙内沿直肠侧韧带分布于直肠前壁肌肉,在黏膜下层与直肠上动脉、肛门动脉吻合。直肠下动脉主要供给直肠前壁肌层和直肠下部各层。直肠下动脉的管径在0.1～0.25 cm 不定,且分布及分支不规律,大部分患者在切断此动脉后不会引起严重出血,但是约有 10％的患者直肠下动脉较大,手术时出血如不结扎可有严重后果。故手术中对直肠下动脉应保持警惕,避免不必要的损伤。

（三）肛门动脉

又称痔下动脉,起自坐骨棘上方的阴部内动脉,行于会阴两侧,经坐骨肛门窝坐骨棘上方阴管,分支分别到肛门内、外括约肌及肛管末端,有的分支通过内外括约肌之间或外括约肌的深浅两部之间,到肛管黏膜下层与直肠上下动脉吻合(图1-5)。最主要的分支有3支:第1支向后上,分布于肛提肌;第2支"痔动脉"至肛门后方,分布于肛尾韧带和外括约肌的后部;第3支最粗大,分布于外括约肌中部。主要为肛提肌、内外括约肌和肛周皮肤供血,也有部分血供到下部直肠。肛门局部的血供主要来自肛门动脉,但是80%以上人群的两侧肛门动脉在肛门后方无吻合。因此,肛门后方区域组织血管分布不足,供血较会阴区及肛门两侧严重不足,造成此处肛裂好发,且发生在此处的肛瘘及脓肿术后愈合较慢。

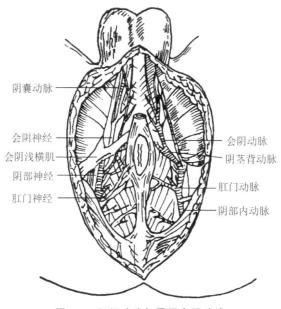

图1-5　肛门动脉与男子会阴动脉

(四)骶中动脉

起自腹主动脉分叉上1 cm处后壁,沿第4、5腰椎和骶尾骨前面下降,行于腹主动脉、左髂总静脉、骶前神经、痔上血管和直肠的后面,部分终末分支可沿肛提肌的肛尾缝下降至肛管和直肠。骶中动脉直径小,分支不定,对直肠血液供给的价值甚微。因此,肛门部的手术不会造成骶中动脉的出血,但是直肠手术中,切除直肠时将直肠由骶骨前面下拉,在与尾骨分离时,切断此动脉有时会引起止血困难。

二、肛门直肠静脉

肛周静脉与动脉的分布排列类似,动静脉相伴而行。以齿线为界将肛门直肠静脉分为两个静脉丛:痔内静脉丛、痔外静脉丛(图1-6)。

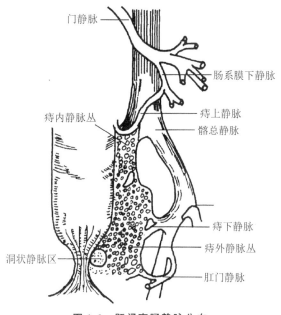

图 1-6　肛门直肠静脉分布

(一)痔内静脉丛

又称直肠上静脉丛,或者痔上静脉丛,位于齿线上黏膜下层,静脉丛在直肠柱内呈囊状膨大,各膨大并以横支相连,在肛管的右前、右后、左前 3 个区域(截石位 3、7、11 点),因直肠上动脉供血充足,这 3 个部位直肠静脉丛更显著,是内痔的好发部位,临床上称之为母痔区。静脉丛汇合成 5～6 支集合静脉垂直向上,约行 8 cm 的距离,穿出直肠壁形成痔上静脉(直肠上静脉),经肠系膜下静脉汇入门静脉。这些静脉无静脉瓣,穿过肌层时易受压迫,尤其排便时压迫更为明显,这也是形成内痔的因素之一。门静脉高压患者因痔上静脉回流受阻,静脉丛易怒张膨大形成痔。

(二)痔外静脉丛

又称直肠下静脉丛,或者痔下静脉丛,位于齿线下方的皮下,由肛管内壁静脉、肛周静脉、直肠壁外静脉汇集而成,沿外括约肌外缘连成一个边缘静脉干。痔外静脉丛汇集肛管内静脉,下部入阴部内静脉,中部入髂内静脉。

在肛门附近门静脉系统与体静脉系统相通,此结构在一些疾病的发生和发展中有重要作用。当肝脏发生肝硬化而导致门静脉高压时,肛门附近的吻合支成为门-腔静脉侧支循环的通路。因此,对于肝硬化的患者,如果同时有痔疮出血,应保守处理,以防止大出血的发生。此外,直肠癌也可沿门静脉系统播散,转移至腹腔和肝内,造成转移癌,而致病情加重。

第五节 肛门直肠周围淋巴系统

直肠肛门区的淋巴系统结构复杂,部位不同淋巴流向也会不同,对肿瘤的扩散、炎症的蔓延等有重要意义,同时若手术造成淋巴回流受阻,将造成术后恢复不良。根据肛管的淋巴流向,以齿线为界,可分上、下两组。上组在齿线上方,起于直肠和肛管上部,流入腰淋巴结;下组在齿线下方,起于肛管和肛门,流入腹股沟淋巴结(图 1-7)。

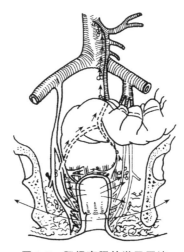

图 1-7 肛门直肠的淋巴回流

上组淋巴组织汇集全部直肠和肛管上部的淋巴管,分为 3 个方向引流:向上、向两侧和向下。向上沿直肠上血管到直肠后方结肠系膜下部淋巴结,这些淋巴结在直肠上动脉分叉处或直肠与乙状结肠交界附近显著,称为直肠主要淋巴结。由此沿肠系膜下静脉向上,在左髂总血管分叉处入结肠系膜上部淋巴结,然后在腹主动脉前面和两侧入腰淋巴结。向两侧淋巴组织汇集到直肠下段的淋巴管内,并与肛管淋巴管吻合,沿肛提肌与直肠中动脉并行至闭孔,成闭孔淋巴结,入髂内淋巴结群,然后沿髂内血管到腰淋巴结。向下的淋巴沿肛门、肛门周围皮肤,入坐骨肛门窝内淋巴结,穿过肛提肌到髂内淋巴结。

下组淋巴组织汇集齿线以下的肛管、肛门、内外括约肌及周围的淋巴,经会阴、大腿内侧至腹股沟淋巴结群,最后汇入髂外、髂总淋巴结。

直肠癌可借肛周淋巴系统转移,向下可遍及坐骨肛门窝、肛门括约肌和肛门周围皮肤,向两侧扩散,侵及肛提肌、髂内淋巴结、膀胱底,男性可侵及精囊、前列腺,女性可侵及直肠后壁、子宫颈和周围韧带。向上蔓延侵及盆腔腹膜,结肠系膜及左髂总动脉分叉处的淋巴结,即腹腔转移。因此,肛门、直肠癌根治术,应注意清除腹股沟淋巴结、盆内淋巴结、直肠周围及部分结肠淋巴结。

第六节　肛门直肠神经系统

一、直肠神经

直肠的神经受交感神经和副交感神经支配,属自主神经系统(图1-8)。

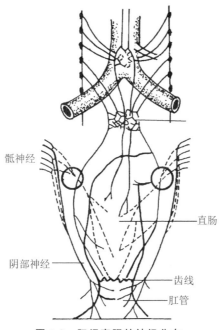

图1-8　肛门直肠的神经分布

交感神经来自骶前神经丛,该丛在主动脉分叉下前方,于直肠深筋膜之外分为左右两支,各向下与骶部副交感神经会合,在直肠侧韧带两旁组成骨盆神经丛。交感神经的功能是抑制直肠蠕动,减少腺体分泌,使内括约肌收缩,控制排便。

副交感神经来自第 2、3、4 骶神经前根。在直肠两侧壁的盆内脏神经与交感神经吻合。副交感神经的功能是增强直肠蠕动,促进腺体分泌和使内括约肌松弛,排出气体和粪便。

骶前神经还支配着排尿、阴茎勃起和射精,损伤后可引起阳痿等,所以进行肛门直肠部手术时要特别注意避免损伤骶前神经。齿线以上受自主神经支配,所以直肠痛觉不敏感,故不需麻醉可进行各种检查、治疗,如各种内镜检查、电灼、内痔注射等。

二、肛管神经

肛周的皮肤内有丰富的神经末梢,肛管的神经来源众多,对刺激如痛觉、温觉、触压觉等特别敏锐,造成痛、胀、牵拉等多种神经刺激信号。肛管的神经从性质上可分为自主神经和脊神经两类。

自主神经(内脏神经):内脏神经较迟钝,故肛管黏膜部临床上称为无痛区。肛管的交感神经主要是骶前神经和交感干上的骶部神经节以及尾神经节发出的纤维,分布于肛周皮肤内的腺体和血管。交感神经的作用是抑制肠蠕动和收缩内括约肌,故骶前神经被认为是内括约肌的运动神经。肛管的副交感神经是由直肠壁内肠肌丛延续而来,形成联合纵肌神经丛,分布于肛周皮肤。黏膜下神经丛与肛周皮肤的神经丛连接,分布于肛周皮内汗腺、皮脂腺和大汗腺。副交感神经的作用是增加肠蠕动,促进分泌,并开放内括约肌。

脊神经(躯体神经):肛管的躯体神经支配共有 6 个来源,包括阴部神经发出的肛门神经,阴部神经发出的括约肌前神经,会阴神经的肛门支,第 2、3、4 骶神经后支,由 S_5 与 C_0 合成的肛门尾骨神经,股后皮神经的长会阴支。在这些神经中,对肛门功能起主要作用的是肛门神经。

肛门神经由阴部神经的 $S_{2\sim4}$ 后支组成,与肛门血管伴行,通过坐骨肛门窝,分布于外括约肌、肛管皮肤部和肛周皮肤。肛门神经虽主要分布在齿线以下,但齿线上方 1.0～1.5 cm 的黏膜区也有肛门神经分布,局部麻醉时应注意这一特点,保证进针深度,将麻醉面提高至齿线上方。因为肛门神经与尿生殖系统神经同起自阴部神经,所以肛门手术及肛门疾病容易引起反射性排尿困难,或其他尿生殖系统的功能紊乱,临床上应引起重视。此外,肛门神经是外括约肌的主要运动神经,损伤后会引起肛门失禁,术中应避免损伤(图 1-9)。

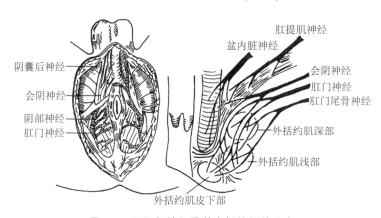

图 1-9 肛门部神经及其在括约肌的分布

第七节 肛门直肠部肌肉

肛门直肠部周围环绕着许多肌肉组织,参与构成盆底,起到承载腹盆内的器官、控制排便等作用,具有十分重要的生理功能。它主要包括肛门内括约肌、肛门外括约肌、耻骨直肠肌、肛提肌、联合纵肌、肛管直肠环。

一、肛门内括约肌

肛门内括约肌起于肛门直肠环平面,向下到括约肌间沟,包绕肛管的上 2/3,属于平滑肌,由自主神经支配,是不随意肌,由直肠环肌延伸到肛管部分增厚变宽而形成的,高度约 1.8 cm,厚度约 0.5 cm。肛门内括约肌的肌束呈椭圆形,连续重叠排列如覆瓦状,上部肌纤维斜向内下,中部肌纤维呈水平,下部肌纤维稍斜向上,下端形成一条环状游离缘,构成括约肌间沟的上缘,指诊可触及(图 1-10)。

肛门内括约肌的主要功能是参与排便反射。未排便时,内括约肌呈持续性不自主的收缩状态,闭合肛管,保持一定张力,蓄积粪便。当直肠内粪便达到一定量时,通过直肠内的压力感受器和齿线区的排便感受器,可反射性引起内括约肌舒张,排出粪便。排便终止时,内括约肌恢复收缩状态,使肛管迅速排空。内括约肌是消化道环肌层,属不随意肌,在受到有害刺激时容易痉挛。肛裂、肛门狭窄等都可以导致内括约肌持续痉挛,造成排便困难和剧烈疼痛,此时切断部分内括约肌可解除痉挛,且不会引起排便失禁。

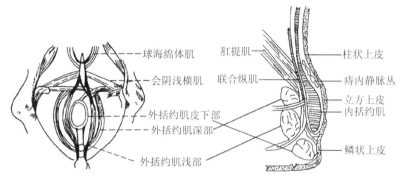

图 1-10　肛门内、外括约肌

二、肛门外括约肌

起自尾骨尖背侧及肛门尾骨韧带,向前向下,到肛门后方分为两部,围绕肛管两侧到肛门前方又合二为一,再向前止于会阴。被直肠纵肌和肛提肌纤维穿过,分为皮下部、浅部和深部 3 个部分。

皮下部位于内括约肌的下方,肛管下端皮下层内,肌束呈椭圆形环绕肛管下部,向前在会阴部与外括约肌浅部、球海绵体肌或者阴道括约肌相连,向后与外括约肌浅部肌纤维相连,未附着于尾骨,向上与肛门内括约肌下缘相连构成括约肌间沟。仅切断皮下部,不会引起肛门失禁。

外括约肌浅部位于皮下部和深部之间,呈椭圆形环绕内括约肌,向后附着于尾骨,向前附着于球海绵体肌和会阴浅横肌的中央腱缝或阴道括约肌。外括约肌浅部与尾骨相连部分形成强力的韧带,称为肛尾韧带。外括约肌浅部是外括约肌中最大、最长和收缩力量最强的部分。

外括约肌深部位于浅部的外上方,环绕肛门内括约肌和直肠纵肌层,后部与耻骨直肠肌相连,界限不明显,前侧大部分肌束与耻骨尾骨肌沿直肠前壁延伸的纤维联合,构成肛管直肠肌环的前部,另有部分肌纤维交叉延伸至对侧坐骨结节。

外括约肌是随意肌,受脊神经支配,当直肠内蓄积一定量粪便、产生便意后,若无排便条件,外括约肌在大脑皮层控制下可随意地抑制排便,加强收缩,阻止粪便排出,并使直肠产生逆蠕动,将粪便推回乙状结肠,便意消失。若外括约肌受损或松弛时,这种随意自控作用就会减弱。

1980 年,Shafik 根据肌束方向、附着点和神经支配的不同,将外括约肌分为 3 个 U 形肌袢,即尖顶袢、中间袢和基底袢。尖顶袢是深部外括约肌与耻骨直肠肌,中间袢是外括约肌浅部,基底袢是外括约肌皮下部。当外括约肌收缩时,尖顶祥及基底祥向前牵拉肛管后壁,中间祥向后牵拉肛管前壁,使肛管紧闭。3 个环可反复蠕动收缩,排出肛管内蓄积的粪便。

三、耻骨直肠肌

起自两侧耻骨,向后包绕阴道或前列腺的外侧,环绕肛管,呈 U 形相接于肛管直肠连接处的后方,将直肠肛管结合部向前、向上牵引,形成肛直角。耻骨直肠肌下缘与外括约肌深面紧密融合,其上缘与耻骨尾骨肌内侧部的下面相接,其内侧为联合纵肌的外侧。耻骨直肠肌属随意肌,由会阴神经及肛门神经支配。耻骨直肠肌具有重要的生理意义,有助于维持肛门的位置及括约功能。耻骨直肠肌形成肛直角,对直肠、尿道、阴道均起到向上、向前的提拉作用,能够维持这些组织的位置,协助括约功能的实现。若耻骨直肠肌受损或被切断,肛直角无法维持,可导致稀便、排气无法控制,严重者大便完全失禁,肛管后移,或者直肠脱垂。以往曾认为耻骨直肠肌是肛提肌的一部分,但是根据临床研究,肛提肌和耻骨直肠肌的来源、神经支配、功能、形态均有明显不同,故应予以区分。

四、肛提肌

肛提肌是构成盆底的重要肌肉,左右各一,起自骨盆两侧壁,斜行向下至两侧直肠壁下部,呈漏斗形,由第 3、4 骶神经支配。肛提肌的肌纤维方向朝向内下方,两侧肛提肌纤维在中线处与对侧交叉,交叉处为腱性纤维,交叉线称为肛尾缝。肛提肌由耻骨尾骨肌、髂骨尾骨肌两部分组成(图 1-11)。

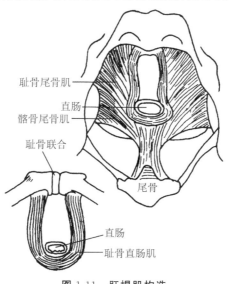

图 1-11　肛提肌构造

髂骨尾骨肌起自坐骨棘的内面和白线的后部，止于尾骨，向下向后在肛尾缝处与对侧结合，附着于肛门和尾骨之间。耻骨尾骨肌起于耻骨的背面和肛提肌腱弓的前部，肌束向后下延伸，围成盆膈裂孔，绕到直肠后部中线与对侧肌束相交叉形成肛尾缝，向后止于尾骨尖。

肛提肌对于维持盆腔的功能，承托盆腔内脏、帮助排便，括约肛管有重要作用。肛提肌是构成盆底的重要肌肉，起到维持盆腔形状，承载盆腔脏器的作用。两侧同时收缩可提高盆底，并能保持肛管直肠角度，使直肠下端及肛管上端提高，随意闭合肛门。围绕直肠的肌纤维可压迫直肠，帮助排便。通过括约肌之间的肌纤维，可使肛门松弛，开始排便，排便时肛提肌收缩，压迫膀胱颈，闭合尿道，令粪便排出。同时肛提肌与直肠纵肌纤维联合，可使直肠固定，防止脱垂。

五、联合纵肌

联合纵肌起于肛管直肠连接处，止于肛门外括约肌上方，由直肠纵肌与肛提肌的肌束在肛管上端平面汇合形成的，是集平滑肌纤维、少量横纹肌纤维以及大量弹力纤维于一体的肌束。联合纵肌根据起源不同可分内侧、中间和外侧3层，内侧纵肌是直肠纵肌的延长，属平滑肌；中间纵肌是肛提肌悬带，属横纹肌；外侧纵肌是耻骨直肠肌与外括约肌深部向下的延伸，属横纹肌。3层联合纵肌在内括约肌下方形成中心腱，由腱分出很多纤维隔，这些纤维隔成为肛管结缔组织，将肛管的各种组织缚在一起，保持肛管位置，维持肛门功能，对排便起重要作用。联合纵肌的肌束下降后分为三束：一束向外，行于外括约肌皮下部与浅部之间，形成间隔将坐骨肛门窝分成了深浅两部；一束向内，行于外括约肌皮下部与内括约肌下缘之间，形成肛门肌间隔，止于括约肌间沟处的皮肤，在内括约肌的内侧皮下形成了肛门黏膜下肌；再一束向下，穿外括约肌皮下部，止于肛周皮肤，形成了肛门皱皮肌。

联合纵肌在临床上的重要意义如下。

(一)固定肛管

由于联合纵肌分布在内、外括约肌之间，属肛管各部分的中轴，似肛管的骨架一般，借助放射状纤维将内、外括约肌，耻骨直肠肌和肛提肌联合等箍紧在一起，形成一个功能整体，并将其向上外方牵拉，所以就成了肛管固定的重要肌束。这些纵肌纤维，不仅能固定括约肌，而且通过肛周脂肪等附着于骨盆壁和皮肤，对防止直肠黏膜脱垂和内痔脱出有很大作用，若联合纵肌松弛或断裂，就会引起肛管外翻和黏膜脱垂。

（二）协调排便

联合纵肌在括约肌内部呈网状，与肌纤维相粘连，把内、外括约肌和肛提肌联结在一起，形成控制排便的肌群。这里联合纵肌有着协调排便的重要作用。虽然它本身对排便自控作用较小，但内、外括约肌的排便反射动作是依赖联合纵肌形成的弹性网与括约肌一起活动的结果。当括约肌放松时，依靠弹性网的弹力作用，使得肛门张开，粪便下降，完成排便动作。所以联合纵肌在排便过程中起着统一动作、协调各部的作用（图 1-12）。可以说是肛门肌群的枢纽。

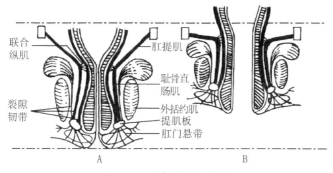

图 1-12 联合纵肌的作用

A.未排便时；B.排便时

（三）肛周感染的蔓延

联合纵肌在分隔各肌间的同时，也在肌间形成了间隙和隔膜（图 1-13），这就有利于肌群的收缩和舒张运动，但也给肛周感染提供了蔓延的途径。联合纵肌之间共有 4 个括约肌间间隙，最内侧间隙借助内括约肌的肌纤维与黏膜下间隙相通，最外侧间隙借助外括约肌中间襻内经过的纤维与坐骨直肠间隙相通。内层与中间层之间的间隙向上与骨盆直肠间隙直接相通，外层与中间层之间的间隙向外上方与坐骨直肠间隙的上部相通。所有括约肌间间隙向下均汇总于中央间隙。括约肌间间隙是感染沿直肠和固有肛管蔓延的主要途径。

联合纵肌下端与外括约肌基底襻之间为中央间隙，内含中央腱。由此间隙向外通坐骨直肠间隙，向内通黏膜下间隙，向下通皮下间隙，向上通括约肌间间隙，由此进而可达骨盆直肠间隙。中央间隙与肛周感染关系极为密切。所有肛周脓肿和肛瘘，最初均起源于中央间隙的感染：先在间隙内形成中央脓肿，脓液继沿中央腱各纤维隔蔓延各处，形成不同部位的脓肿和肛瘘。中央间隙感染多数由大便过硬擦伤肛管黏膜所致。因此处黏膜与中央腱相连，较坚硬缺乏弹性，黏膜深面是内括约肌下缘与外括约肌基底襻之间的间隙，缺乏肌肉支持，故最易致外伤感染而累及中央间隙,感染可短期局限于该间隙内,若不及时处理,即会向四周扩散。

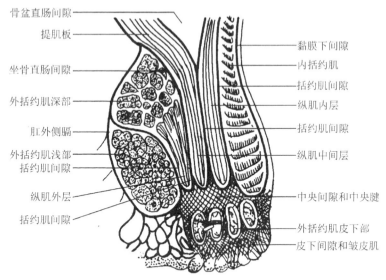

图 1-13 联合纵肌和肛周间隙

六、肛管直肠环

肛管直肠环是由外括约肌浅层、深层及耻骨直肠肌和内括约肌的一部分组成的直径约 2.5 cm 的肌环,其中主要的肌肉是耻骨直肠肌和外括约肌深部。对肛门有括约作用,在直肠下端后方及两侧。指诊时,在直肠后方及两侧可触及此环,形如绳索,后部比前部发达,前方比后方稍低。如嘱患者吸气并收缩肛门时,则更为明显。以示指伸入肛管内反复检查,可以确定其位置,并可以发现此环呈 U 形,在肛门后方明显,两侧稍差,前侧则不明显(图 1-14)。

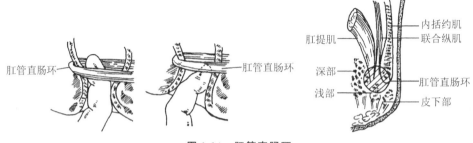

图 1-14 肛管直肠环

肛管直肠环有括约肛门、维持肛门功能的作用。在肛门后方外括约肌借助肌纤维附于尾骨,如在后正中将其切断,断端不能回缩,两端不能分离,因而不会造成肛门失禁。而在肛管直肠环的其他部位完全切断,则必将导致断端回缩,引起肛门失禁。

第八节 肛门直肠周围间隙

人体的组织器官之间并不是紧紧连在一起的,而是存在一些间隔空隙,这样才能保障器官的运动和收缩。肛门直肠周围同样存在一些间隙保障着肛管直肠的正常活动,如排便运动。在肛提肌上方有骨盆直肠间隙和直肠后间隙等,下方有坐骨直肠间隙和肛门后间隙等。

肛门直肠周围的间隙中充满了脂肪组织,并由很多纤维肌性隔将其分成许多小房。当发生脓性感染时,脂肪很快坏死,并通过纤维隔蔓延扩大,甚至蔓延至其他间隙;而且间隙中神经分布少,感觉相对迟钝。在发生感染时,患者一般无剧烈疼痛,病情不受重视,往往就医不及时,最终发展成严重的肛周脓肿和肛瘘。而且间隙内组织再生慢,影响病后及术后的愈合。可见肛门直肠周围间隙与肛周感染性疾病的发病有很大关系。

以肛提肌为界限,肛门直肠周围间隙可以分为两部分,肛提肌以上部分及肛提肌以下部分。

一、肛提肌上间隙

(一)膀胱前间隙

位于耻骨联合与膀胱之间。此间隙内男性有耻骨前列腺韧带,女性有耻骨膀胱韧带,该韧带是女性在耻骨后面和盆筋膜腱弓前部与膀胱颈之间相连的两条结缔组织索。此外,此间隙中并有丰富的结缔组织和静脉丛。耻骨骨折时可能在膀胱前间隙内发生血肿。如损伤膀胱前壁或尿道前列腺部时,尿液可渗入此间隙内。如此间隙内有积液,可经腹壁做耻骨上正中切口,在腹膜外进行引流。

(二)直肠膀胱间隙

位于膀胱和直肠之间,男性分为膀胱后间隙、前列腺后间隙和直肠前间隙。女性分为膀胱宫颈间隙、膀胱阴道间隙、阴道后间隙。

(三)骨盆直肠间隙

位于上部直肠与骨盆之间的左右两侧。下为肛提肌,上为腹膜,前面在女性以阔韧带为界,在男性以膀胱和前列腺为界,后面是直肠侧韧带。其顶部和内侧是软组织,且此间隙位置高,处于自主神经支配区,痛觉反应不敏感,一旦感染化脓,红肿疼痛等症状均不明显,不易被发现,加之此间隙容积较大,故形成的脓液量多,若不及时引流,可以穿入直肠、膀胱或阴道,也可穿破肛提肌,进入坐骨肛门窝,造成病情加重。骨盆直肠间隙与坐骨直肠间隙不直接相通,骨盆直肠间隙感染是通过内侧纵肌和中间纵肌之间的括约肌间间隙蔓延至其他间隙的。来自骨盆直肠间隙的脓液沿括约肌间间隙先至中央间隙,再从中央间隙至坐骨直肠间隙。

(四)直肠后间隙

又称骶前间隙,位于骶骨与直肠之间。前界为直肠外侧韧带,后界为骶尾骨、下为盆膈,上界在骶骨岬处直接与腹腔后间隙相通,下界在盆膈上筋膜。直肠后间隙内有骶神经丛、交感干神经节以及骶中、痔中血管等。腹部会阴手术中破坏了这些神经节及其与腹下丛的联接,将会引起盆腔脏器的功能失调。发生在此间隙的脓肿易于向前溃入直肠内,或向下穿破肛提肌,且此间隙上方是开放的,故发生感染,也可向腹膜后间隙扩散,造成全身感染,但很少向外蔓延到其他间隙。肛门直肠指诊时,在后方肠壁外侧有压痛,可触及隆起或有波动感。

二、肛提肌下间隙

(一)坐骨直肠间隙

即坐骨肛门窝,在肛管两侧,左右各一,呈楔形,容积 70 mL 左右,是肛提肌以下最大的间隙。上部为盆膈下筋膜与闭孔筋膜的会合处;底部为肛门三角区的皮肤和浅筋膜;内侧为肛门外括约肌、肛提肌、尾骨肌及盆膈下筋膜;外侧为坐骨结节、闭孔肌及其筋膜;前壁为尿生殖膈;后壁为臀大肌和骶结节韧带。间隙内有脂肪组织和痔下血管神经通过。内外两侧壁的前后端均以锐角相接,形成前后两个隐窝。前隐窝位于肛提肌与尿生殖膈之间,后隐窝在尾骨肌、骶结节韧带和臀大肌之间。左右坐骨直肠间隙的内侧壁在后方相连,借助肛管后深间隙相通。

坐骨直肠间隙内有大量的血管及神经通过,包括括约肌神经,第 4 骶神经,第 2、3 骶神经的后支,阴茎背神经,阴部神经及股后皮神经的分支等。因此,在肛周手术局部麻醉时,对坐骨肛门窝间隙内组织的充分浸润就非常重要。由于坐骨直肠间隙较大,脂肪组织丰富,肛周的感染,极易造成此处脓肿的形成。若积脓过多导致间隙内压力升高,脓液可穿破肛提肌,进入骨盆直肠间隙内,骨盆直肠间隙亦容积较大,而连接的两个间隙的瘘管较细,就形成了"哑铃状"脓肿。坐骨直肠间隙的脓肿还可沿联合纵肌的中央腱扩散至中央间隙,再通过中央间隙向其他间隙继续蔓延,造成病情加重。

(二)中央间隙

位于联合纵肌下端与外括约肌皮下部之间,环绕肛管下部一周,内含中央腱。中央间隙通过中央腱的纤维隔与其他间隙相通。中央间隙向内通往黏膜下间隙,向外通往坐骨直肠间隙;向上通往括约肌间间隙,进而与骨盆直肠间隙相通,向下通往皮下间隙。中央间隙是肛门直肠周围各间隙相通的枢纽,与肛周感染性疾病的发病密切相关。根据肛隐窝感染的理论,肛隐窝处感染首先侵及中央间隙,形成中央脓肿,继而脓液通过中央腱蔓延至其他间隙,引发其他间隙脓肿形成。

(三)括约肌间间隙

在内外括约肌之间,被联合纵肌的 3 层分为 4 个间隙。内括约肌与内侧纵肌之间是内侧间隙,通过内括约肌的纤维与黏膜下间隙相通;内侧纵肌和中央纵肌之间是中内间隙,向上与骨盆直肠间隙相通;中央纵肌和外侧纵肌之间是中外间隙,向外向上与坐骨直肠间隙相通;外侧纵肌和外括约肌之间是外侧间隙,通过外括约肌浅部的纤维与坐骨直肠间隙相通。4 个括约肌间间隙均向下汇入中央间隙,因此括约肌间间隙也是肛周感染扩散的重要途径。

(四)黏膜下间隙

位于肛管齿线以上,黏膜与内括约肌之间,向上与直肠的黏膜下层连接,向下止于肛管栉膜区。黏膜下间隙内有丰富的血管、淋巴及结缔组织,动静脉与此处吻合形成内痔静脉丛,同时间隙内有大量弹性纤维结缔组织、淋巴管丛和黏膜下肌等。黏膜下间隙通过联合纵肌的纤维穿过肛门内括约肌,从而与括约肌内侧间隙相通。此间隙与内痔的形成有密切关系。此外,若发生感染则可形成黏膜下脓肿。

(五)皮下间隙

位于外括约肌皮下部与肛周皮肤之间。内侧为肛缘内面,外侧是坐骨肛门窝。皮下间隙通过中央腱的纤维隔向内通往黏膜下间隙,向外通往坐骨直肠间隙,向上通往中央间隙。此间隙内有皱皮肌、外痔静脉丛、浅淋巴管和神经丛以及脂肪组织。与外痔以及皮下脓肿的形成有密切关系。

(六)肛管后浅间隙

位于皮肤和外括约肌浅层之间,肛尾韧带的浅部。发生在此处肛管皮肤的肛裂,易引起皮下脓肿,因其上部是坚固的肛尾韧带,故此处脓肿一般较局限,不易蔓延至坐骨直肠间隙及其他深部间隙。间隙内有骶神经后支的神经末梢,故对应部位肛管出现肛裂或者脓肿形成时,疼痛显著。

(七)肛管后深间隙

位于外括约肌浅层和肛提肌之间,肛尾韧带的深部,并与两侧坐骨肛门窝相通。发生在一侧的坐骨肛门窝脓肿可通过此间隙蔓延至对侧,从而形成后马蹄形肛瘘。

(八)肛管前浅间隙

位于会阴体的浅面,与肛管后浅间隙相通,发生感染时,一般仅局限于邻近的皮下组织,不会向其他间隙扩散。

(九)肛管前深间隙

位于会阴体深面,容积比肛管后深间隙小,与两侧坐骨直肠间隙相通,但肛管前部组织更紧密,故坐骨肛门窝的脓肿很少沿此间隙蔓延到对侧,临床上前马蹄型肛瘘很少见。

第九节　结　　肠

一、概述

结肠起自盲瓣,止于直肠,全长 130～150 cm,约为小肠长度的 1/4,结肠平均直径约 7 cm,较小肠更粗,且向远心端逐渐变细,到乙状结肠末端直径仅有 2 cm 左右。结肠分为盲肠、升结肠、结肠肝曲、横结肠、结肠脾曲、降结肠及乙状结肠 7 个部分。其中横结肠及乙状结肠有肠系膜,活动范围较大,其他部分比较固定。结肠有 3 种特殊的解剖结构:结肠带、结肠袋、脂肪垂。结肠带是在结肠表面,由肠壁纵肌形成的 3 条间距相等的纵行带,每条结肠带宽度约 6 cm。结肠带比结肠短 1/6,因此使结肠肠壁收缩形成了一列袋状突起,称为结肠袋。3 条结肠带将结肠分成 3 行,在结肠外面结肠带的两侧有肠壁黏膜下脂肪聚集,形成脂肪垂,脂肪垂在乙状结肠较多并有蒂(图 1-15)。

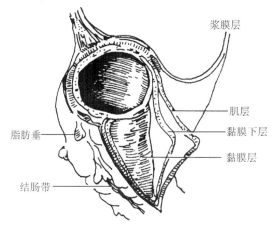

浆膜层

肌层

黏膜下层

黏膜层

脂肪垂

结肠带

图 1-15　结肠的组织结构

(一)盲肠

位于右髂凹,腹股沟韧带外侧上方,下端为膨大的盲端,左侧与回肠末端相连,向上接于升结肠,长约 6 cm,宽 7 cm,是结肠壁最薄、位置最表浅的部分。在盲肠与升结肠连接处有回盲瓣,其顶端内侧有阑尾,有腹膜包绕,阑尾的系膜长短不一,较长者阑尾活动度大,系膜短小者,阑尾活动受限。在回肠进盲肠壁入口处有回盲瓣,回盲瓣由上下两个唇状皱襞组成,具有括约功能,既可防止大肠内容物反流进入小肠,也可控制食糜不致过快地进入大肠,从而使食物在小肠内得以充分的消化和吸收。

(二)升结肠

位于盲肠和结肠肝曲之间,长 12~20 cm,由盲肠向上到肝右叶下面,下端与髂嵴相平,上端在右边第 10 肋横过腋中线止。前面及两侧有腹膜遮盖,使升结肠固定于腹后壁与腹侧壁,约 1/4 的人有升结肠系膜,成为活动的升结肠,可引起盲肠停滞。有的因向下牵引肠系膜上方血管蒂可将十二指肠压迫在腰椎体上,造成十二指肠横部梗阻。前方有小肠、大网膜及腹前壁。后方借疏松结缔组织与腹后壁相连,由上向下有右肾、腰背筋膜,内侧有十二指肠降部、右输尿管、精索或卵巢血管,手术分离时需注意防止损伤。升结肠的功能是推动食物的消化吸收。

(三)结肠肝曲

又称结肠右曲,是结肠经升结肠转为横结肠的部位。位于右侧第 9 和第 10 肋软骨下面,起于升结肠,在肝右叶下面与右肾下极前面之间向下向前,然后向左与横结肠连接,有腹膜遮盖,内侧前方有胆囊底,内侧后方有十二指肠降部及右肾,因紧靠胆囊,胆结石可穿破胆囊到结肠内。肝曲比脾曲位置较低且浅,也不如脾曲固定。当结肠肝曲由肝前间隙或肝后间隙进入肝脏与膈之间,可引起右季肋部隐痛、腹胀甚至消化道梗阻等症状,称为间位结肠综合征。

(四)横结肠

结肠肝曲和脾曲之间的部分,位于胃大弯下方,长 40～50 cm,两端固定,中间凸向前下方,有腹膜完全包绕,并有较长的横结肠系膜,是结肠最长、活动度最大的部分,有时甚至可降至盆腔。横结肠上方有胃结肠韧带连于胃大弯,下方续连大网膜。横结肠系膜根部与十二指肠下部、十二指肠空肠曲和胰腺关系密切,在胃、十二指肠及胰腺等手术时,应注意防止损伤横结肠系膜内的结肠中动脉,以免造成横结肠的缺血坏死。分离横结肠右半部时,应防止损伤十二指肠和胰腺。女性横结肠位置较低,容易受盆腔内炎症侵及,与盆腔器官粘连。

(五)结肠脾曲

横结肠末端与降结肠连接的部分。脾曲位置高而深,是结肠最固定的部分,手术分离困难。除其后面与胰腺尾连接处以外,都有腹膜遮盖。前方有胃体及肝左叶的一部分,后与左肾及胰腺尾相连。脾结肠韧带为三角形,在脾曲外侧,向上向内与膈肌相连。韧带内有少数血管,如横结肠远段和降结肠近段有病变时,韧带内血管常增多。游离脾曲时,应先结扎切断胃结肠韧带,再分离降结肠,将左半横结肠牵紧,即可看清脾结肠韧带,结扎切断,以免损伤脾脏。由于横结肠过长、下垂,脾曲部解剖位置过高,弯曲角度太小、太急而导致肠腔狭窄,使肠内气体或粪便积滞,称为脾曲综合征。

(六)降结肠

降结肠是由脾曲到髂嵴的一段结肠,上与横结肠相接,下与乙状结肠相连,长约 20 cm,由起点向下向内,横过左肾下极,然后垂直向下到髂嵴。前面及两侧有腹膜遮盖,有的有降结肠系膜。后方借疏松结缔组织与左肾下外侧、腹横肌腱膜起点及腰方肌相接触,有股神经、精索或卵巢血管及髂外血管。内侧有左输尿管,前方有小肠。

(七)乙状结肠

降结肠与直肠之间的一段结肠,因肠管呈"乙"字形弯曲而得名;位于盆腔内,起自降结肠下端,向下在第 3 骶椎前方,正中线左侧,止于直肠上端。乙状结肠的长度变化范围很大,平均 25～40 cm,短者 10～13 cm,长者甚至达到 80 cm左右。乙状结肠分上下两段,上段较短,位于左髂凹内,常无系膜,比较固定,又叫髂结肠,在髂肌前面向下,平髂前上棘转向内,与腹股沟韧带平行,到盆缘与下段盆结肠相连。下段较长,又称盆结肠,在髂结肠与直肠之间。

乙状结肠系膜多较长,活动度大,有时可发生肠扭转。乙状结肠的脂肪垂多而明显。腹膜包绕全部乙状结肠,并形成乙状结肠系膜。系膜在肠中部较长,向两端逐渐变短并在两端消失。因此,乙状结肠两端在降结肠与直肠连接处固定,中部活动范围较大。乙状结肠系膜呈扇形,根部斜行附着于盆腔,有升降两部。升部由左腰大肌内缘横过左侧输尿管及左髂外动脉,向上向内至正中线,然后在髂骨前方垂直向下,成为降部,止于第 3 骶椎前面。乙状结肠前方与膀胱或子宫之间有小肠,后有骶骨,左侧输尿管由其后方经过,手术时应避免损伤。

二、结肠动脉

结肠的血液供应主要来自肠系膜上动脉和肠系膜下动脉。其中右半结肠的动脉由肠系膜上动脉而来,有结肠中动脉、结肠右动脉和回结肠动脉。左半结肠的动脉由肠系膜下动脉而来,有结肠左动脉和乙状结肠动脉。另外还有边缘动脉和终末动脉。

(一)右半结肠的动脉

1.结肠中动脉

在胰腺下方自肠系膜上动脉分出,在横结肠缘附近分出左右两支,分布于横结肠右 1/3,并分别与左、右结肠动脉吻合。约有 3% 的人无结肠中动脉,横结肠由左、右结肠动脉的分支供血;另有 10% 的人有副结肠中动脉,发自肠系膜上动脉的左侧壁和肠系膜下动脉,偏左侧进入横结肠系膜内,供应横结肠左半部及结肠脾曲的血液。

2.结肠右动脉

在结肠中动脉起点下方 1～3 cm 处,起于肠系膜上动脉,在腹膜后、右肾下方,向右行,横过下腔静脉,右精索或卵巢血管及右输尿管,分成升降两支。升支多与结肠中动脉的右支吻合,降支与回结肠动脉升支吻合。整个右动脉供应升结肠和脾曲的血液。

3.回结肠动脉

为肠系膜上动脉的终末支,在结肠右动脉稍下方发出,在十二指肠横部下方腹膜后,向下向右分成升降两支,升支与结肠右动脉降支吻合,降支到回盲部分成前后两支,与肠系膜上动脉的回肠支吻合。回结肠动脉供给回肠末端、盲肠和升结肠下段的血液。

(二)左半结肠的动脉

1.结肠左动脉

在十二指肠下方,从肠系膜下动脉左侧发出,在腹膜后向上向外,横过精索或卵巢血管、左输尿管和腰大肌前方走向脾曲,分成升降两支。升支在左肾前方进入横结肠系膜,与中结肠动脉左支吻合,分布于脾曲、横结肠末端;降支下行与乙状结肠动脉吻合,沿途分支,分布于降结肠和脾曲。

2.乙状结肠动脉

数目不定,2~6条,一般分第1、2、3乙状结肠动脉,其起点也不一致。有的是单一的动脉,起于肠系膜下动脉,分成数支,有的每支分别起于肠系膜下动脉,有的第1乙状结肠动脉起于结肠左动脉。在乙状结肠系膜内向下向左,互相吻合,形成动脉弓和边缘动脉。在上部与结肠左动脉降支吻合,在最下部与直肠上动脉之间无边缘动脉连接,但在此区内动脉吻合丰富。乙状结肠动脉主要供应乙状结肠的血液。

3.边缘动脉和终末动脉

供应结肠血液的各动脉之间在结肠内缘相互吻合,形成一动脉弓,此弓即结肠边缘动脉。如边缘动脉完好,在肠系膜下动脉由主动脉起点结扎切断,仍能维持左半结肠血液供应。这种吻合可由单一动脉连接,或由一、二级动脉弓连接,对结肠切除有重大影响。但其保持侧支循环大小和距离不同,有的在结肠中动脉与结肠左动脉之间缺乏吻合,有的在结肠右动脉与回结肠动脉之间缺乏吻合。因此,结肠切除时,应注意检查边缘动脉分布情况,结肠断端血液循环是否充足。终末动脉是由边缘动脉分出长短不同的小动脉,与结肠垂直到肠壁。其短支由边缘动脉或由长支分出,分布于近系膜侧的肠壁。长支由边缘动脉而来,在浆膜与肌层之间,到结肠带下方,穿过肌层,分布于黏膜下层,与对侧长支吻合,脂肪垂根部常有终末动脉,切除时不可牵拉动脉,以免损伤。

三、结肠静脉

结肠的静脉属门静脉系统,结肠壁内静脉丛汇集成小静脉,在肠系膜缘合成较长静脉,与结肠动脉并行,成为与结肠动脉相应的静脉。分布在右半结肠的静脉有结肠中静脉、结肠右静脉和回结肠静脉。这些静脉与同名动脉伴行,合成肠系膜上静脉、入门静脉。左半结肠静脉经过乙状结肠静脉和结肠左静脉,入肠系膜下静脉,在肠系膜下动脉外侧向上,到十二指肠空肠曲外侧转向右,经过胰腺右方,入脾静脉,最后入门静脉。

四、结肠淋巴组织

结肠的淋巴组织分布不均匀,以回盲部最多,乙状结肠次之,肝曲和脾曲较少,降结肠最少。结肠的淋巴组织由壁内淋巴结、结肠上淋巴结、结肠旁淋巴结、中间淋巴结、主结肠淋巴结五部分组成。肠壁的淋巴经过这五部分逐级引流,最后汇入肠系膜上淋巴结,再经肠干汇入乳糜池。而同级淋巴结之间和不同级淋巴结之间都可能存在直接通路,所以结肠癌患者可发生跳跃性转移或逆向播散(图 1-16)。

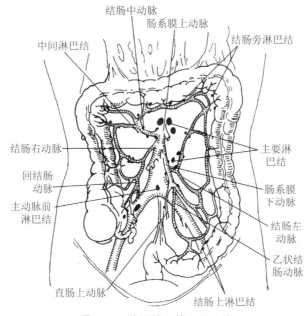

图 1-16 结肠的血管和淋巴结

五、结肠的神经

结肠主要由肠系膜上、下神经丛支配,它们所含的交感神经纤维来自腰交感神经节,分布于全部结肠。迷走神经纤维仅分布于结肠脾曲以上的结肠,降结肠和乙状结肠则由骶 2~4 脊髓节的副交感神经分布。支配结肠的交感和副交感神经属自主神经系统。交感神经可使腹腔内脏血管收缩,抑制结肠平滑肌和腺体分泌。副交感神经促进结肠平滑肌活动和腺体分泌。两类神经相互作用,相互协调。

第二章

大肠和肛门生理学

第一节　大肠的消化、吸收及分泌

一、消化

胃和小肠是人体消化功能的主要场所,大肠本身不分泌消化酶,无消化功能,但是肠道菌群的存在,使得大肠间接获得了特殊的消化功能。

健康人体中,肠道内的细菌总重量可达 $1\sim1.5$ kg,包含的细菌数量则可以达到 10^{14} 个。其中大肠埃希菌占 70%,厌氧细菌占 20%,此外还有链球菌、变形杆菌、葡萄球菌、乳酸杆菌、芽孢和酵母,也有少量原生物和螺旋体。肠细菌如双歧杆菌,乳酸杆菌等能消化纤维素合成多种人体生长发育必需的维生素。如果长期大量使用抗生素,造成肠道菌群失调,可导致维生素合成和吸收不良,引起维生素缺乏症。

二、吸收

直肠和结肠都有一定的吸收功能。但以右半结肠更为显著,主要是吸收水分和钠,也吸收少量钾、氯、尿素、葡萄糖、氨基酸、胆酸和一些药物。

大肠对水分的吸收能力次于小肠,正常成人的肠道中,24 小时内共有约 8 000 mL 的液体。这些水分大部分在小肠内吸收,每天仅有 $500\sim1\,000$ mL 的液体量以乳糜状进入大肠,在大肠内进一步吸收,最终排出 $100\sim150$ g 粪便。大肠以被动的方式吸收水分,肠道与肠壁之间的渗透压是大肠吸收水分的主要动力。当肠壁细胞主动吸收钠离子时,会导致肠壁细胞间隙组织液渗透压升高,与肠腔形成渗透压差,从而造成水分从肠腔吸收入肠道细胞组织。

大肠另一重要的吸收功能是对钠的吸收。钠是大肠吸收最多的阳离子,每天约有 196 mmol 进入大肠,其中绝大部分被大肠吸收,最多仅 2 mmol 的钠随粪便排出体外。大肠以主动吸收的方式在升结肠和横结肠内完成对钠离子的吸收。大肠对钠的吸收主要靠钠泵。钠泵存在于大肠黏膜的上皮细胞内,它将细胞内的钠离子泵出细胞外,使细胞内钠离子浓度下降,造成肠腔与细胞内钠离子浓度出现较大梯度,从而使钠被主动吸收。钠泵的存在有重要意义,钾离子的分泌,其他电解质的吸收都依赖钠泵的功能来实现。

大肠对氯、镁、钙也有一定的吸收作用。氯的吸收也是主动吸收,逆着浓度梯度和电位梯度把肠腔的氯离子运到血液中。镁的吸收主要在小肠,醛固酮可减少肠道对镁的吸收、增加尿中镁的排出。相反,维生素 D 可使肠道对镁的吸收增加。钙以离子的形式才能被人体吸收,肠黏膜上有钙结合蛋白,通过钠-钙交换进入细胞及血液。

大肠对氨及胆汁酸的吸收也对人体具有重要意义。大肠是氨产生的主要场所,进入大肠的食糜中,残留的蛋白质或其他含氮物质,经肠道细菌分解,最终生成氨,每天约有 4 g 的氨经肠道吸收,经肝脏合成尿素,然后参与蛋白质的合成或经汗液、尿液排出体外。大肠也是肝肠循环的重要组成部分,肝脏分泌的胆汁进入肠腔后,大部分在回肠吸收,少部分在大肠吸收,剩余的从粪便排出。被吸收的胆汁酸经门静脉入肝,重新组合成胆汁酸,再排入小肠,这个过程称为胆汁酸的肠肝循环。

三、分泌

大肠黏膜没有绒毛,但有许多分泌腺,又称隐窝,在隐窝间的黏膜为柱状上皮细胞。结肠的隐窝和上皮细胞中有密集的含黏液的杯状细胞。因此,结肠的分泌物富含黏液,水样液的分泌很少。直肠内杯状细胞较多,分泌黏液量也多,结肠远段分泌黏液更多。如炎症、化学刺激和机械性刺激,都可以导致黏液分泌增加。大肠分泌的黏液具有保护结肠和直肠黏膜,润滑大便,协助排便的作用。由于大肠以 HCO_3^- 和 Cl^- 交换扩散的方式进行分泌,故大肠液呈碱性。而食物残渣在肠道细菌的作用下发酵,产生酸性物质,肠液与其中和,使得粪便表面可维持中性,以保护肠黏膜,避免过酸、过碱对肠道形成刺激。但是粪便的中心部分,往往接触不到肠液,其 pH 可达 4.8。大肠黏液中有丰富的黏液蛋白,它既能润滑粪便,使粪便易于下行,保护肠壁免受机械损伤,又能隔离细菌的侵蚀,起到保护肠黏膜的作用。同时大肠分泌物中还含有少量的溶菌酶、二肽酸以及淀粉酶等,它们的主要作用是分解细菌,保护防御,而对粪便的分解作用不大。大肠黏膜在吸收钠时排出钾,使钾离子从组织液中进入肠腔,从而钠、钾离子在肠腔内得到交换。粪便中钾离子的浓度高于血浆,当出现多次剧烈腹泻后,往往造成钾大量丢失,需及时补钾治疗。

大肠除了分泌黏液,还具有一定的内分泌功能,它能分泌血管活性肠肽、肠高血糖素、生长抑素、5-羟色胺、P 物质等。这些内分泌激素往往分泌量较少,作用较弱。

第二节 大肠的运动

大肠的运动依赖大肠肌肉的活动来完成,具有自己独特的运动方式和特点。大肠的运动对维持大肠对水、电解质及其他物质的吸收,贮存、运送粪便等生理功能有重要意义。大肠的运动形式主要有 5 种:袋状往返运动、分节推进运动、多袋推进运动、蠕动、集团推进运动。

一、袋状往返运动

袋状往返运动是空腹时最多见的一种运动形式,由大肠壁的环肌无规律的收缩引起,使肠壁各个不同部位的黏膜向肠腔皱褶,肠壁形成袋样外观,称为结肠袋。它的主要作用是使肠腔内容物向两个方向做短距离的移位,但并不向前推进。这种作用类似于缓慢的揉搓,能促进肠腔内容物互相均匀混合,增加与肠黏膜的接触,从而促进大肠的吸收作用。当进食或副交感神经兴奋时,这种运动就减弱。

二、分节推进运动

分节推进运动是一个结肠袋收缩,其内容物被推移到下一结肠袋的运动。当结肠袋收缩时,其内容物可同时向上、向下两个方向运动,但是一般情况下,大肠整体运动趋势是向肛门方向,故向下运动要远远大于向上运动,使粪便得以向肛门移动。散步和进食均可刺激分节推进运动的产生和增强,而睡眠可使分节推进运动减弱或消失。

三、多袋推进运动

多袋推进运动是分节推动运动的增强,多个相邻的结肠段同时发生袋装收缩,将肠内容物推移到下段肠腔内,接受推移内容物的肠段也可以同样的方式进行收缩,称为多袋推进运动。这种运动可使肠内容物向前进行更长距离的推移。

四、蠕动

蠕动是消化道管壁顺序舒缩向前推进的一系列波形运动,由大肠的纵行肌和环行肌协调、连续性收缩而形成。肠腔内容物后方肌肉收缩,前方肌肉舒张,形成蠕动波,将肠内容物缓慢向前推进。蠕动常从肝曲开始,正常人的结肠内容物向肛门端推进的速度平均为 8 cm/h,进食后可增至 10 cm/h。

五、集团推进运动

集团推进运动是起自横结肠,由胃肠反射引起的行进速度快,推进距离长,收缩强烈的运动,每天发生 3～4 次。通常见于进食后,因胃充盈引发胃肠反射。当谈论、联想食物或者排便相关事情时,也会引发。集团推进运动可使肠内容物迅速进入乙状结肠和直肠,从而引起排便感。纤维素可以促进集团推进运动,从而使大便顺利、通畅,膳食中适量的纤维素有助于大肠正常运动。此外,睡眠时集团推进运动消失。因此,长期卧床患者易出现便秘。

第三节　肠道的菌群及气体

一、肠道菌群

健康人的胃肠道内寄居着种类繁多的微生物,这些微生物称为肠道菌群。在人类胃肠道内的细菌可构成一个巨大而复杂的生态系统,一个人结肠内就有400 个以上的菌种。大肠内的细菌主要来自空气和食物,并由口腔入胃,最后到达大肠。大肠内的酸碱度和温度等环境对一般细菌的繁殖极为适宜,所以细菌得以在这里大量繁殖。

粪便中的细菌占其固体总量的 $20\%～30\%$,结肠内每克内容物含细菌数为 $10^9～10^{11}$。大肠内细菌种类很多,主要是厌氧菌,其中无芽孢厌氧菌、杆状菌占 99% 以上,主要为脆弱类杆菌、成人双歧杆菌等。其余为大肠埃希菌、草绿色链球菌、唾液链球菌、乳酸杆菌,此外还有少量的杆菌、陈球菌、陈链球菌、梭芽孢杆菌、粪链球菌以及大肠埃希菌以外的肠杆菌如克氏菌属变形杆菌等。双歧杆菌、乳酸杆菌等能合成多种人体生长发育必需的维生素,如 B 族维生素(维生素 B_1、B_2、B_6、B_{12}),维生素 K、烟酸、泛酸等,还能利用蛋白质残渣合成必需氨基酸,如天冬氨酸、苯丙氨酸、缬氨酸和苏氨酸等,并参与糖类和蛋白质的代谢,同时还能促进铁、镁、锌等矿物元素的吸收。这些营养物质对人类的健康有着重要作用,一旦缺少会引起多种疾病。初生婴儿因结肠内菌株尚未形成导致,维生素 K 缺乏,凝血酶原时间延长。

肠道菌群并非全都是益生菌。大肠中有些细菌所含的酶,能使植物纤维和糖类分解或发酵,产生乳酸、醋酸、一氧化碳、沼气等;有些细菌能使脂肪分解成脂肪酸、甘油和胆碱等;有些细菌能使蛋白质分解成氨基酸、肽、氨、硫化氢、组胺和吲哚等。细菌分解蛋白质又称腐败作用,其产物有毒性,可能引起机体中毒。上海交大赵立平教授用一种来自肥胖患者的肠道细菌在无菌小鼠体内进行实验,实验结果显示此肠道细菌在无菌小鼠体内引起了严重的肥胖和胰岛素抵抗。这为肠道菌群参与人体肥胖、糖尿病发生发展的"慢性病的肠源性学说"提供了最直接的实验证据。

二、肠道气体

正常情况下,结肠内气体约 100 mL,其中氮气占 60%,二氧化碳占 10%,甲烷占 25%,硫化氢占 5%,还有少量氧气。这些气体 60%~70% 是经口吞入的空气,其余部分是肠道细菌发酵产物。正常成人每天一共有约 1 000 mL 的气体排出肛门。

肠内适量气体的存在可使结肠轻度膨胀,促进蠕动。肠内气体越多肠越活动,腹内有微细的肠鸣音。麻痹性肠梗阻是因无蠕动,腹内无肠鸣音。机械性肠梗阻蠕动增强,肠鸣音增高,气体过多使肠壁扩张,牵拉肠神经丛,可引起疼痛。腹部手术后胀气,可影响伤口愈合,妨碍呼吸和血液循环,延缓恢复过程,并可导致血栓形成。如继续膨胀,使肠壁血管受压,引起呼吸停滞,进一步造成胀气,形成恶性循环。肠内气体向上可由食管排出,向下由肛门排出,或在肠内吸收到血液循环内。便秘者排出气体减小。高空作业的人,肠内气体体积增多,高于海平面 4 000 m 时,肠内气体膨胀率超过气体排出和吸收,经常感到腹胀,超过海平面 9 000 m 时,肠内气体体积可增加 4 倍。

第四节　排便生理

　　排便是一种由人体内部错综复杂而协调动作的结果。包括随意和不随意的活动。排便是一种既协调又准确的生理反射功能。排便反射弧包括感受器、传入神经、神经中枢、传出神经和效应器。平时粪便贮存于乙状结肠内,直肠内无粪便。当结肠出现蠕动时,粪便下行至直肠,使直肠扩张,刺激感受器而引发便意。如粪便稠度正常,肛门节制功能和本体感受作用以及反射功能正常时,排便活动先由胃结肠反射引起,或由习惯,如起床时、食物通过幽门等引起。粪便进入直肠,使直肠扩张,刺激直肠下部肠壁内和肛管直肠连接处的感受器,感觉会阴深处或骶尾部沉重,引起冲动,有排便感。

　　这种冲动沿内脏传入神经,骶副交感纤维,经过后根到脊髓。脊髓内排便中枢在第1对腰椎体脊髓圆锥内。沿脊髓视丘前束和侧束向上到下视丘内大脑皮层感觉区,再向前止于额叶扣带回和额叶眶部的运动前区。在此可以识别是否需要排便。正常情况下,排便反射是在大脑皮层的控制下进行的,直肠的充胀刺激引起的传入冲动,同时还上传到大脑皮层的高级中枢,并引起便意。在大脑皮层高级中枢的参与下,其下传冲动一方面可以加强骶髓排便中枢的活动,另一方面还可以使一些骨骼肌如腹肌、膈肌等的收缩加强,腹内压增加,促进排便。但如果这时环境情况不允许,大脑皮层下传的冲动可以抑制骶髓排便中枢的活动,使括约肌的收缩增强,结肠稍为宽息,排便暂时受到控制。病理情况下,如中枢神经系统损伤,骶髓排便中枢与大肠的神经联系被离断以后,排便动作虽然仍可发生,但变为无力而不完全,而且不受意识的控制。

　　由于结肠蠕动,结肠各部收缩,将粪便由横结肠推入左半结肠,进入直肠,使直肠扩张、内括约肌松弛、外括约肌收缩。粪便在直肠内蓄积足够数量,一般150~200 mL,产生5.9~6.6 kPa(45~50 mmHg)的压力时,则开始排便。直肠收缩,外括约肌松弛,肛提肌收缩将括约肌向外牵拉,并向粪块上方牵拉,肛管直肠角度加大,使粪便通过肛管。在排便过程中,还有全身辅助作用,即先深呼吸,然后紧闭声门,增加胸腔内压力,膈肌收缩下降,腹部肌肉收缩,弯曲两臂,紧压腹壁,增加腹内压力,压迫乙状结肠,使粪便继续进入直肠,帮助排便;然后腹肌松弛,肛门括约肌收缩,夹断一节粪便。因粪便重量自然下落,然后肛管再次闭合,肛门皱襞肌收缩清除留在肛门周围的粪渣。粪便排出后,内括约肌松弛,肛门周围皮肤皱襞变浅，又可清除皮肤皱襞内存留的粪渣。这一排便活动完毕后，可再开始另一排便活动。正常的排便可排空降结肠、结肠脾曲或更上部的结肠。

排便次数因人而异。一般每天排便 1 次。健康人群中，有些每餐后排便 1 次，也有的每周排便 1 次，且都不感到排便困难。另外排便后都有舒适和愉快的感觉。因此，不能只按排便次数多少确定便秘。腹泻和排便的规律改变，应按个人排便习惯来确定。例如出现便秘症状，如有精神抑郁、烦躁、头痛、食欲缺乏、恶心、舌有厚苔、腹胀和下坠感时，才可认为是便秘。

如有排便感觉时而不去排便，可随意使肛门外括约肌收缩，制止粪便排出。外括约肌收缩力比内括约肌收缩力大 30%～60%，因而经过短时间制止粪便由肛门流出，直肠内粪便又可返回乙状结肠或降结肠内，排便感觉则可暂时消失。如果屡次不去排便，可使排便感觉失灵，有时可引起便秘。因此，有便时应即刻去排泄，养成习惯，以防便秘。排便感觉是由各种冲动而引起的，有精神的、机体的，也有由外来对直肠壁压力引起的假性排便感觉。如前列腺肿瘤、膀胱结石、分娩时胎儿头压迫直肠、直肠肿瘤、外痔、局部炎症，均可刺激引起假性排便感觉。

粪便节制现象有两种：①储存器节制作用，或称结肠节制。②括约肌节制作用。结肠节制不依赖于括约肌作用。左侧结肠能蓄积一定量的粪便，如超过某一数量时，可刺激结肠，使粪便进入直肠。括约肌节制作用是肛门括约肌抵抗结肠蠕动向前推进力的作用。括约肌收缩力必须胜过结肠推进力量，才有节制作用，否则出现肛门失禁现象。当结肠切除后，回肠与直肠吻合，括约肌虽然完整，但因上方推进力太大，节制作用不良可有肛门失禁现象。

直肠与内括约肌之间、直肠与肛门外括约肌之间都有神经反射作用存在。肛门括约肌随意收缩，对结肠收缩无直接作用。外括约肌反射与大脑皮质有密切联系。脊髓损伤患者，外括约肌收缩力可以保留 40%～80%，但稀粪不能节制，干粪则有便秘。排便时肛门张开，并不是外括约肌失去紧张力的真正松弛，而是由于上方向下的推进力，使有紧张力的肌纤维扩张，同时再加因内括约肌反射功能的作用而致。若外括约肌无紧张力时，可即刻发生肛门失禁。因此排便也是一种抵抗外括约肌紧张力的作用力。

若要保持完好的节制作用，必须保留齿线以上 4～7 cm 的一段直肠。因为此区域内的本体感觉感受器，可引起内外括约肌反射功能的作用。若将这一段直肠切除，手术后可发生肛门失禁；必须等结肠节制功能形成后，肛门失禁才可好转。只保留外括约肌及其运动神经，不能保证节制作用。若切除时保留直肠远端不足时，也不能引起反射冲动，使外括约肌增加紧张力。因而常在无排便感时粪便自行流出。若在会阴部或直肠手术时,损伤肛门神经,虽然肛门括约肌完整,但可发生暂时失禁现象。肛门瘙痒症做皮下切除手术时,因失去自体感觉,亦可发生暂时肛门失禁,有时需经数月后方可恢复。

肛管和直肠连接形成的角度,有时比直角还小。因此,直肠内蓄积粪便,不达到相当数量,不能压迫齿线,引起排便反射。肛提肌的耻骨直肠部常向上、向前牵拉肠管上部,以增加肛管和直肠所形成的角度。若手术时在肛门后方切开过深或因其他原因改变这一角度,使直肠与肛管成一垂直管状,破坏了直肠的容器作用,可造成肛门失禁。

第三章

肛肠疾病常见检查方法

第一节　电子乙状结肠镜检查

电子乙状结肠镜检查简称直乙镜检查。直乙镜检查是诊断直肠疾病的重要手段,它具有简单易行、结果可靠、花钱少、痛苦小等优点。它主要用于观察直肠,甚至能观察部分乙状结肠,所以凡是疑有直肠病变的患者,都应进行直乙镜检查。直乙镜检查可以证实直肠指诊发现的疾病,还可以了解肛门直肠指诊无法判断的疾病,对疑有直肠炎症、溃疡、息肉等疾病,需进一步明确诊断或作鉴别诊断时有必要做直乙镜检查;对肛瘘、痔疮等局部原因造成的继发性肛门瘙痒症也有必要做直乙镜检查。据统计直肠癌占大肠癌的 $40\%\sim60\%$,直乙镜可直接观察到直肠癌,是直肠癌早期筛查的首选检查。

一、适应证

(1)出现原因不明的黏液血便。

(2)大便中经常发现鲜血。

(3)左下腹部坠胀感,腹胀,里急后重,肛门、直肠疼痛。

(4)大便形态改变或大便习惯改变,排便困难。

(5)直肠指诊触及肿块需要鉴别。

(6)患"痔"多年不愈的中老年患者。

(7)直肠炎须定期检查者。

二、禁忌证

(1)直肠或乙状结肠远端狭窄。

(2)有腹膜刺激征者。

（3）患有各种急性感染性疾病。

（4）近期曾发生急性腰背损伤或下肢扭伤。

三、术前准备

直肠镜检查前准备相对简单:清洁洗肠 1 次,然后每隔 10 分钟上一次卫生间,反复三次后没有排出水和便即可行直肠镜检查。

(一)操作的基本姿势

患者基本上采取左侧卧位,原则上检查医师站在其身后;将内镜监视器摆放在便于术者观看的位置,通常放在患者的头部上方。术者右手放在与胸平行的高度握住内镜的操作部。

(二)插入技巧

适当保持肠管壁与内镜前端之间的距离极为重要。先保持一定的距离,缓慢退镜至前端不退出的位置;然后保持足够的距离,再慢慢地一点一点地推进内镜。如果内镜的前端触到了肠管的内壁,画面则是全红的一片,将无法辨认内腔的位置。勉强插入,患者会感到疼痛难忍,甚至会有肠管穿孔的危险。操作过程中应尽可能少地注入空气,通过捕捉如皱褶的外形、黏膜表面的颜色等一些极细微的变化来辨别内镜的前进方向至为重要。

(三)操作注意事项

在插入过程中应始终牢记送气不要过量,送气过多会引起肠管扩张给患者带来痛苦,致使肠管缩短操作困难。当肠管急剧弯曲插入困难时,为了寻找肠腔而不断送气,常常会导致深部的肠管发生更为强烈的弯曲和扭曲。送气量只要能达到使医师从黏膜皱襞方向判断出肠管的走向的程度即可。

四、注意事项

（1）检查结束后观察患者有无腹痛、腹胀,若无异常即可离去。

（2）若有腹痛、腹胀、肝浊音界消失,应立即做腹部 X 线透视,如膈下有游离气体即为消化道穿孔,应立即外科手术。

（3）书写报告单:应详细描述阳性病变的部位、范围、大小、形状等,并解释检查结果。

五、并发症

(一)穿孔

最常见为乙状结肠穿孔,结肠穿孔一旦确诊应立即手术。

（二）出血

大部分经镜下止血和保守治疗可获得痊愈。

（三）肠绞痛

一般为检查刺激所致,无特殊意义,能自行缓解。

（四）心血管意外

检查对心血管影响极其轻微,原有严重冠心病或心律失常者应慎重施行。

第二节　结肠镜检查

结肠镜检查是诊断和治疗大肠疾病的安全、有效、可靠的方法之一,不但可明确钡剂灌肠 X 线检查未能明确的病变,而且能取活检做病理检查,并对某些大肠疾病进行治疗。结肠镜检查不但可以直接观察到大肠癌及癌前病变,而且还能对癌前病变进行镜下治疗,因此作为大肠癌筛查的首选检查。

一、适应证

(1)原因不明的下消化道出血。

(2)原因不明的慢性腹泻、便秘、腹痛、腹胀。

(3)钡剂灌肠发现有异常。

(4)不能排除大肠或末端回肠的肿物。

(5)原因不明的低位肠梗阻。

(6)某些炎症性肠病须做鉴别和确定累及范围及程度。

(7)排除大肠某些良性病变为恶性变。

(8)大肠息肉和癌诊断已明确,为了除外其他部位有。

(9)行结肠镜下治疗。

(10)大肠某些疾病药物治疗的随访。

(11)大肠癌手术后,大肠息肉摘除后随访。

(12)大肠肿瘤的普查。

二、禁忌证

(1)疑有大肠穿孔、腹膜炎。

（2）严重心、肺、肾、肝及精神疾病。

（3）多次开腹手术或有肠粘连者，应慎行结肠镜检查。

（4）妊娠期。

（5）大肠炎症性疾病急性活动期为相对禁忌证。

（6）高热、衰弱、严重腹痛、低血压者。

（7）不合作者及肠道准备不充分者为相对禁忌证。

三、术前准备

（1）收集病史，介绍"患者须知"，争取患者配合，签署知情同意书。

（2）检查前 3 天少渣饮食，检查前 1 天流质饮食，检查当天上午禁食，检查前服泻药清肠。

四、操作方法

操作方法包括双人操作法和单人操作法。

（一）双人操作法

（1）患者取左侧卧位，常规做肛门指诊，除外肛门狭窄和直肠肿物。

（2）循腔进镜是结肠镜操作的基本原则，即视野中见到肠腔才能插镜，否则要退拉一下再找腔。

（3）进镜中常有几个急弯肠段，如乙状结肠、降结肠交界处、脾曲、肝曲；找肠腔如有困难，可根据见到的肠腔走行方向滑行插入，一般滑行插入 2 cm 左右即见肠腔；如滑进很长距离仍不见肠腔，应该退镜另找方向再插镜。

（4）插镜时应无明显阻力，若有剧烈疼痛，切忌盲目滑进和暴力插镜。

（5）在通过急弯肠段后，有时虽见到肠腔但仍不能进镜，相反有时会退镜，这时要退镜并钩拉取直镜身，缩短肠管，使结肠变直，锐角变钝角，再通过。若插入仍有困难，可改变患者体位或腹壁加压，避免传导支点和阻力的产生。

（6）整个插入过程要尽量少注气、多吸气。

（7）一定要在视野中见到回盲瓣和阑尾口才能认为镜端已抵达盲肠，插入成功。

（8）必要时可通过回盲瓣插入回肠末端 10～20 cm。

（9）结肠镜观察和治疗应在插入内镜时就开始，但重点应在抵达盲肠后退镜时进行，应按先近端后远端的顺序进行。

（10）见到阳性病变时应取活检组织 1～4 块，立即放入 4% 甲醛溶液，并贴好标签。

（二）单人操作法

1.操作的基本姿势

患者基本上采取左侧卧位,原则上检查医师站在其身后;将内镜监视器摆放在便于术者观看的位置,通常放在患者的头部上方;可使用传统的双人操作法的位置;左手放在与胸平行的高度握住内镜的操作部,右手握住距离肛门20～30 cm处的内镜镜身软管。

2.插入技巧

在内镜插入过程中,保持内镜镜身呈相对直线状态,避免使肠管伸展,在缩短肠管的同时推进内镜,这是结肠镜得以顺利插入的基本要领。如果能够保持内镜镜身的直线状态,就可以直接将手部动作传递到内镜的前端而不需要任何多余动作。在结肠镜插入时,弯曲的消除方法是操作成功的重要因素。在弯曲处,按照镜身取直缩短法的原则,将伸展的肠管缩短到最短程度,并保持镜身的直线状态。

适当保持肠管壁与内镜前端之间的距离也非常重要。如果内镜的前端触到了肠管的内壁,画面则是全红的一片,将无法辨认内腔的位置。勉强插入,患者会感到疼痛难忍,甚至会有肠管穿孔的危险。

操作过程中还应注意调节气量。送气量过少,对整个肠管的弯曲程度和正确的走向难以判断;送气量过多,会使肠管过度扩张,导致肠管弯曲的部位形成锐角,致使肠管缩短操作困难,并且给患者带来痛苦。因此在弯曲处适当的调节肠腔内气体量,通过捕捉如皱褶的外形、黏膜表面的颜色等一些极细微的变化来辨别内镜的前进方向。当肠管急剧弯曲插入困难时,为了寻找肠腔而不断送气,常常会导致深部的肠管发生更为强烈的弯曲和扭曲,因此在操作不顺利时,反倒应该使用空气抽吸法和向后退镜法,或者用手按压腹部和变换患者体位的方法。

五、注意事项

（1）检查结束后观察患者有无腹痛、腹胀、腹部压痛,若无异常10分钟后即可离去。

（2）若有腹痛、腹胀、肝浊音界消失,应立即做腹部X线透视,如膈下有游离气体即为消化道穿孔,应立即外科手术。

（3）书写报告单:应详细描述阳性病变的部位、范围、大小、形状等,并向患者解释检查结果。

六、并发症

(一)穿孔

发生率为 0.11％～0.26％,最常见为乙状结肠穿孔,结肠穿孔一旦确诊应立即手术。

(二)出血

大部分经镜下止血和保守治疗可获得痊愈。

(三)浆膜撕裂

也称不完全穿孔,一般不须特殊治疗,会自行愈合。

(四)肠绞痛

一般为检查刺激所致,无特殊意义,能自行缓解。

(五)心血管意外

结肠镜检查对心血管影响极其轻微,原有严重冠心病或心律失常者应慎重施行。

第三节　无痛结肠镜检查

结肠镜检查操作中因为肠管被牵拉、肠痉挛等因素给患者带来不同程度的痛苦,大约有 20％的患者因耐受性差而影响检查,为减轻患者痛苦,同时可以顺利完成进行结肠镜检查,诞生了无痛结肠镜检查。患者行结肠镜检查前,由麻醉师给患者实施全身麻醉,使患者在睡眠状态下完成结肠镜检查。检查过程中患者并不知晓也无不适感,检查结束后患者在几分钟内即可清醒,经观察一般情况,完全清醒后即可离院。目前无痛结肠镜检查在国内外均已广泛开展。

一、适应证

具有电子结肠镜检查适应证,但患者感觉检查痛苦,或对检查有恐惧感。

二、禁忌证

(1)具有结肠镜检查禁忌证。

(2)具有麻醉禁忌证,如严重脏器功能障碍、麻醉药物过敏史等。

三、术前准备

（1）由麻醉科医师整体评估患者情况，告知麻醉的风险及注意事项，签署知情同意书。

（2）患者检查当天服清肠药后，禁止饮水、进食，24 小时内不能驾驶车辆。

四、操作方法及程序、并发症

同结肠镜检查。

五、注意事项

（一）术前评估

必须了解患者病史。风险因素主要有年龄过大、过小，严重脏器功能障碍，妊娠，吸毒，酗酒，高度不合作，有麻醉反应史，药物过敏史。

（二）术中监护

术中监护包括 4 个方面：①意识状态；②肺通气；③血氧状态；④血流动力学。

第四节　影像学及肛管直肠压力测定

一、X 线检查

X 线检查是临床常用的检查手段，具有费用低廉，操作方便等优点，肛肠科 X 线检查有以下几种应用。

（一）胸腹透视

腹透对胃肠道穿孔、肠梗阻、肠扭转等急腹症很有诊断价值。胸部透视可以观察有无与疾病有关的表现，如肺炎、肺结核等。

（二）腹平片

对观察有无肠梗阻、巨结肠、间位结肠、肠气囊肿、胃肠道穿孔、肾结石、胆结石以及其他腹部疾病的钙化等很有帮助。也可显示慢性血吸虫病有无结肠壁钙化。

（三）钡餐

用于观察功能性和伴有功能性改变的疾病，如过敏性结肠炎、回盲部病变、阑尾炎等。肠坏死、肠穿孔、巨结肠禁用。慢性肠梗阻、老年顽固便秘者慎用，检查后应设法帮助将钡排出。

（四）钡剂灌肠

了解大肠器质性病变，特别是阻塞性病变，如大的肿瘤、盲肠、乙状结肠扭转等，小的肿瘤则容易漏诊。肠坏死、穿孔禁用。

（五）气钡双重造影

对显示大肠细小病变（小息肉、早期癌变、小溃疡等）、溃疡性结肠炎、克罗恩病、结肠壁浸润性病变等效果很好，为普通钡剂灌肠所不及。

（六）结肠壁造影

为腹腔和结肠同时充气（或结肠气钡双重）以显示结肠壁的造影方法；用于结肠壁内外病变的诊断和鉴别。对肿瘤有无侵及肠壁外等有帮助。

（七）碘油造影

主要用于复杂性肛门直肠瘘的检查诊断。瘘管注入碘化油后，根据管道外口分布选择拍片位置，充分显示瘘管的走行、分支情况与骶尾骨和邻近脏器的关系，为诊断治疗提供客观依据。

（八）大肠造口的检查

为经造口钡剂灌肠或气钡双重造影或加钡餐同时检查的方法。用以了解大肠造口近、远端肠管的情况和有无造口旁疝及其他情况等。

（九）瘘管造影

为用碘剂注入瘘管的造影方法，用于对肛瘘及其他有关瘘管的诊断。可以了解瘘管的位置、数目、大小、形态、深度及走向。

（十）骶前 X 线片

一般用于原因不明的骶前窦道检查，用以鉴别是否为骶前囊肿或先天性畸胎瘤，根据各自特征进行鉴别诊断。

二、计算机体层显像

计算机体层显像极少用于肛周疾病，常用于肠道肿物或者其他肠道疾病的诊断。大肠肿瘤的计算机体层显像的作用在于明确病变侵及肠壁的深度、向壁外蔓延的范围和远处转移的部位,从而进行肿瘤分期并为治疗方案提供依据。计算机体层显像还可用于肠道炎症如溃疡性结肠炎、阑尾炎等。同时计算机体层显像也有助于肠梗阻、肠套叠、缺血性肠病的检查。

三、磁共振成像

磁共振成像除了能够进行肠道显像,协助诊断大肠肿瘤外,在肛肠疾病中,还可以配合造影剂,用于肛门疾病如肛门直肠狭窄、直肠憩室等检查。可使用带水或空气的气球,将水或空气充入直肠,使直肠以低信号显示。

四、超声检查

近年来超声技术的发展,使直肠内超声检查得以推广,直肠内超声检查对肛门及周围的炎性病变诊断有一定帮助,肛门直肠脓肿在直肠周围组织中见相对低回声区,有瘘管形成时可能显示不规则的强回声,对肛周肌肉组织有较好的显影。

(一)检查前准备

排便,必要时清洁灌肠,适当充盈膀胱。常规肛诊检查,了解有无肿块、出血、狭窄或肛门周围异常。腔内探头套避孕套,排出套内气体,在套外涂超声耦合剂。

(二)操作方法

患者左侧卧位、双腿紧贴胸前,在肛门松弛状态下,探头缓缓插入,其晶体面对耻骨联合。插入深度一般为探头的顶端达到充盈膀胱的中部,这样,前列腺、精囊或子宫均可显示。探头的晶体与直肠壁可直接接触,随着探头手柄的转动,各方位直肠均可探查。

五、肛管直肠压力测定

肛管直肠压力测定是利用压力测定装置,放置于直肠内,令肛门收缩和放松,检查肛门内外括约肌、盆底、直肠功能与协调情况,检测直肠肛管内压和直肠肛门间存在的某些反射来评定直肠肛门的功能状态及用于肛管直肠疾病的诊断等方面。

(一)检查前准备

检查前两小时嘱患者自行排便,以免直肠中有粪便而影响检查。同时,不要进行灌肠、直肠指诊、肛门镜检查,以免干扰括约肌功能及直肠黏膜而影响检查结果。

（二）检查方法

1.肛管静息压、收缩压依肛管高压区长度测定

患者取左侧卧位,右髋关节屈曲,将带气囊的测压导管用液体石蜡润滑后,轻轻分开臀缝,将导管缓慢插入肛管,使肛管测压孔进入达 6 cm。用仪器定速缓慢拉出测定。

2.直肠肛管抑制反射

向连接气囊的导管快速注入空气约 50 mL,使直肠感觉如同粪便的刺激,出现排便反射,仪器记录放射过程中的压力变化。出现上述变化即称为直肠肛管抑制反射。

3.直肠感觉容量、最大容量及顺应性测定

向气囊内缓慢注入生理盐水,当患者出现直肠内有异样感觉时,注入的液体量即为直肠感觉容量,同时记录此时的直肠内压。继续向气囊内缓慢注入液体,当患者出现便意急迫,不能耐受时,注入的液体量即为直肠最大容量,同样记录此时的直肠内压。直肠顺应性是指在单位压力作用下直肠顺应扩张的能力。

（三）临床意义

（1）先天性巨结肠患者的直肠肛管抑制反射消失,巨直肠患者的直肠感觉容量、最大容量及顺应性显著增加。

（2）肛门失禁患者的肛管静息压及收缩压显著下降,肛管高压区长度变短或消失。

（3）盆底肌失迟缓症等盆底肌痉挛性疾病,可见排便动作时肛管压力不能下降,有时可见直肠、肛管静息压异常,直肠感觉容量及顺应性改变。

（4）直肠肛管周围有刺激性病变,如肛裂、括约肌间脓肿等,可引起肛管静息压升高。

（5）直肠脱垂者的该反射可缺乏或迟钝;直肠炎症性疾病、放射治疗后的组织纤维化均可引起直肠顺应性下降。

（6）肛管直肠测压还可以对术前病情及手术前、后肛管直肠括约肌功能评价提供客观指标。为临床上疗效判断提供客观依据。

第四章

外科手术及手术器械的使用技巧

第一节　外科手术操作基本训练

手术是目前治疗外科疾病的主要手段，甚至是唯一方法。手术水平与术者手术技能密切相关，手术基本功的高低直接关系到手术水平和手术质量的高低。因此，手术操作技能娴熟、精湛与高超，自然成为临床外科的核心。无论手术复杂与否，从手术操作本身来说，其基本技术都是相同的。通常将切开、止血、结扎、缝合、分离、显露称为外科手术六大基本功。只是由于所处的解剖部位不同，病理改变性质不一，在处理方法上有所差异。因此，手术能否顺利地完成，在一定意义上取决于对基本技术的熟练程度及其理论的掌握。外科手术基本技术是外科医师的基本功，必须熟悉其要领，反复实践，达到运用自如的程度，特别是应用基本技术技巧去解决困难的问题。颇像艺术界常说的："台上1分钟，台下10年功"。外科医师具有深厚的功底、娴熟精湛的手术技能，方可在施展手术时做到稳、准、轻、快与巧，也才能在广阔复杂多变的外科手术领域中做到身手不凡、随机应变、运用自如。外科医师在长期的医疗实践和科学实验中，对手术基本技术积累了许多经验和理论认识，应加以重视与学习，同时还须不断地临床实践。实践就是多操作、多练习、多观摩、多体会、多请教。只有勤学苦练，一步一个脚印，才能干净、利落、顺利地完成外科手术。

一、切开

切开的基本原则是按局部解剖结构进行逐层切开。切口应在病变附近、不要过多切除或损伤健康皮肤和黏膜。切口不能损伤解剖结构，如肛门后部必须纵切，不能横切，以免损伤肛尾韧带。女性前位有肛瘘时不要切开，否则，不仅肛门括约肌就连阴道括约肌也会损伤，应牢记。可用挂线术，而且还要挂得松一些,过紧与切开相同,会造成肛门失禁。切开时,术者用拇指和示指在切口两旁固定,刀刃与皮肤垂直,用力均匀,一次切开皮肤及皮下脂肪,避免多次切割,以免切口不齐,并应防止过深,损伤深部组织。

二、止血

任何手术过程创面都有不同程度的出血,因此,在手术过程中彻底止血是非常重要的。熟悉解剖层次和熟练掌握止血方法是止血技术的关键。止血的方法很多,常用的止血措施如下。

(一)压迫止血

这是手术中最常用的止血方法。用于高位脓肿渗血创面无法结扎,可用干纱布充填压迫止血,待 3～5 天后再将纱布取出。

(二)结扎止血

这是最主要而且常用的止血方法。助手将血管钳轻轻提起直立,术者用 1 号丝线从右向左绕过血管钳,助手再将血管钳放平略向一侧,露出钳尖在深面打结,助手慢慢放开血管钳,活动出血点应双重结扎。

(三)缝扎止血

用于末梢小动脉止血,在血管钳夹的下面贯穿缝扎,或双重缝扎,前后两针穿刺需靠近。

(四)电凝止血

擦干血液,用电离子手术治疗机的触笔式针尖对准出血点,发出火花和烟雾即可,并形成保护膜而止血。

(五)止血剂止血

用市售的吸收性明胶海绵、中草药止血粉、止血棉和纱布等。在干纱布拭净创面、干燥后,外敷止血剂加压包扎,多用于渗血。创面有活动性出血点时止血不彻底,必须结扎止血。

三、结扎

结扎又称打结。打结是手术技能中的核心技能,打结不好就不能参加手术。打结基本要求是:正规、牢靠、迅速、双手。要坚持台下练,台上用的原则。打结要反复练、经常练,才能熟能生巧。因此,打结应该成为衡量外科医师手术基本功熟练程度的最主要的依据。

(一)结的种类

常用的有方结、三迭结与外科结(图 4-1)。

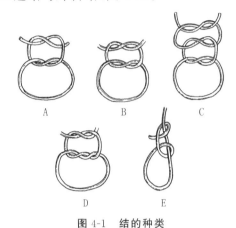

图 4-1　结的种类

A.方结;B.假结;C.三迭结;D.外科结;E.滑结

(1)方结:又称平结。它是手术中最常用的一种。第 1 个结与第 2 个结的方向相反,故不易滑脱。用于结扎较小血管和各种缝合时的结扎。

(2)三迭结:是在方结的基础上再加上一个结,共 3 个结。第 2 个结与第 3 个结的方向相反。其较牢固,故又称加强结。用于有张力的缝合、大血管或肠线的结扎。

(3)外科结:打第 1 个结时绕两次,使摩擦增大,故打第 2 个结时不易滑脱和松动,比较可靠。平时一般少用,多用于大血管或有张力的缝合后的结扎。

(二)打结方法

打结又称作结,常用的有 3 种。

(1)单手打结法:为常用的一种方法,简便迅速。左、右手均可作结。虽然各人打结的习惯常有不同,但基本动作相似(图 4-2)。

(2)双手打结法:除用于一般结扎外,对深部或组织张力较大的缝合,结扎较方便可靠(图 4-3)。双手打结法便于做外科结。用双手打结法时,还有一种紧张结打结法,即两线段一直保持适当的张力,不至于打第 2 个单结时第 1 个结松开,多用于环痔分段结扎术。

(3)持钳打结法:用持针钳或血管钳打结。其方便易行,用于深部结扎或线头短用手打结有困难时,或为节省用线。此法缺点是当有张力缝合时,不易扎紧(图 4-4)。

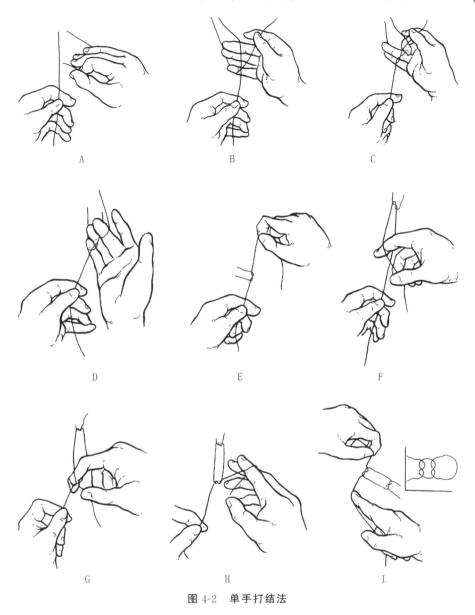

A B C

D E F

G H I

图 4-2 单手打结法

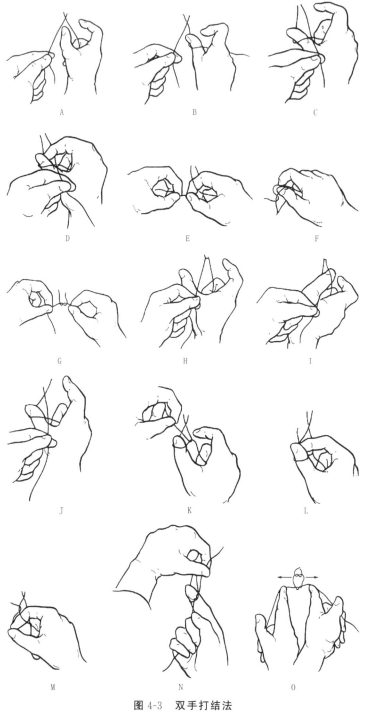

图 4-3　双手打结法

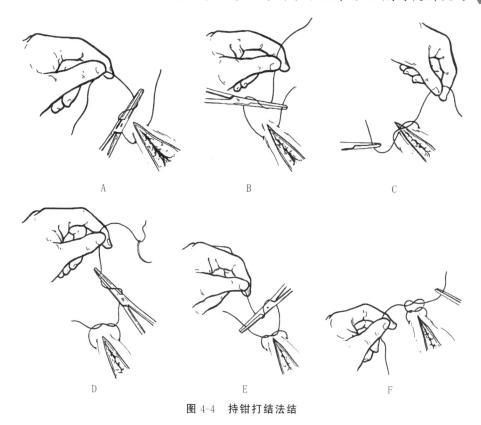

A　　　　　　　　B　　　　　　　　C

D　　　　　　　　E　　　　　　　　F

图 4-4　持钳打结法结

(三)注意事项

(1)无论用何种方法打结,第 1 结及第 2 结的方向不能相同,否则,即成假结,容易滑脱;即使两结的方向相反,如果两手用力不均匀,只拉紧一根线,亦可成为滑结(图 4-1),因此,均应避免。

(2)打结时,每一结均应放平后再拉紧。如果未放平,可将线尾交换位置,忌使成锐角,否则,稍一用力即被扯断。

(3)结扎时,用力应缓慢、均匀。两手的距离不宜离线结处太远,特别是深部打结时,最好用一手示指按线结近处,徐徐拉紧。

(4)持线的两手和要线结的点之间三点成一直线,谓之"三点一线"(图 4-5)。"三点一线"原则是为了保证打结力量通过结扎线最终传到结扎点上,使结扎线收紧。

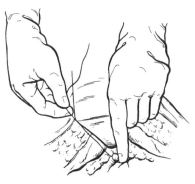

图 4-5　深部打结法

（5）埋在组织内的结扎线头，在不引起线结松脱的原则下，剪得越短越好，以减少组织内的异物。丝、棉线一般留 1～2 mm，但如果为较大血管的结扎，应略长，以防滑脱；肠线留 1 cm，并应将线头扭转，埋入组织中。但肛门手术结扎的线头一般保留 1～2 cm，以防线头过短入组织中。

正确的剪线方法是手术者结扎完毕后，将双线尾提起略偏向手术者的左侧，助手将剪刀微张，顺线尾向下滑至结的上缘，再略向上偏斜，将线剪断。剪断血管结扎线时要用"靠、滑、斜、剪"4 种动作进行剪线。如此，所留的线头一般为 1 mm 左右，而且比较迅速、准确，节省时间。

四、缝合

根据缝合后切口边缘的形态分为单纯、内翻、外翻 3 类，每类又有间断或连续两种。

（一）单纯缝合法

缝合后，切口边缘对合。常用的有以下几种方法（图 4-6）。

（1）间断缝合法：最常用。如皮肤、肌膜、皮下组织的缝合等。

（2）连续缝合法：优点是节省用线和时间。

（3）"8"字形缝合法：常用于缝合腱膜，结扎较牢固，且可节省时间。注意"8"字形的交叉应在切口深面。如果在浅面，拉紧结扎时，切口易折皱。

（4）毯边缝合法：又称锁边缝合法，常用于胃肠吻合时后壁全层缝合或整张游离植皮时边缘的固定缝合等。

（5）减张缝合：对创缘相距较远，单纯缝合后切口张力较大，为防止术后切口裂开，可增加减张缝合。在远离切口缘处进针，缝线穿出皮肤后，套上一段橡皮管，以防缝线切割组织。由于张力缝合的存在，缓解了手术切口处的张力，利于愈合。

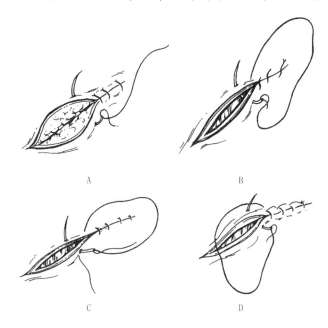

图 4-6　单纯缝合法

A.间断缝合法;B.连续缝合法;C."8"字形缝合法;D.毯边缝合法

(二)内翻缝合法

缝合后,切口内翻,外面光滑。常用于胃肠道缝合(图 4-7)。

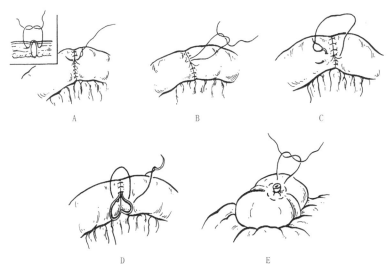

图 4-7　内翻缝合法

A.间断垂直褥式内翻缝合法;B.间断水平褥式内翻缝合法;C.连续水平褥式内翻缝合法;D.连续全层水平褥式内翻缝合法;E.荷包口内翻缝合法

荷包口内翻缝合法：用于埋藏阑尾残端、缝合小的肠穿孔或固定胃、肠、膀胱、胆囊造瘘等引流管。

(三)外翻缝合法

缝合后，切口外翻，内面光滑。常用于血管吻合、腹膜缝合、减张缝合等。有时亦用于缝合松弛的皮肤(如老年或经产妇腹部、阴囊皮肤等)，防止皮缘内折，影响愈合(图4-8)。

组织缝合的原则是尽可能同类组织自深至浅逐层缝合，并要对合正确。

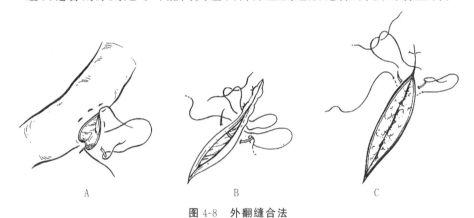

图4-8　外翻缝合法

A.连续外翻缝合法；B.间断水平褥式外翻缝合法；C.间断垂直褥式外翻缝合法

(四)注意事项

(1)无论何种缝线(可吸收或不可吸收)，均为异物，因此应尽可能减少缝线用量。一般选用线的拉力能胜过组织张力即可。为了减少缝线量，肠线宜用连续缝合；丝、棉线宜用间断缝合。

(2)线的拉力，在缝合结扎(指单一缝合)后远较单线时为强(例如单线拉力为0.5 kg，单一缝合结扎后拉力可增数倍)，且缝合后的抗张力，与缝合的密度(即针数)成正比。

(3)皮肤正确的缝合，皮缘在同一平面，对位准确、严密、缝合不浅不深。边缘错位两皮缘不在同一平面，缝合太浅形成无效腔，缝合太深、太紧，皮肤内陷，都是不正确的(图4-9)。

五、分离

分离是外科手术操作的重要技能，包括钝性分离和锐性分离两种。

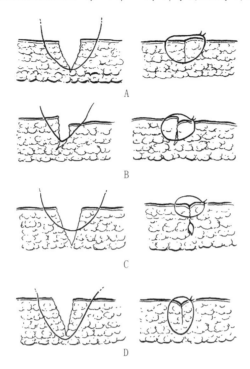

图 4-9 正确与不正确的切口缝合

A.正确的皮肤缝合；B.两皮缘不在同一平面，边缘错位；

C.缝合太浅，形成无效腔 D.缝合太深太紧，皮肤内陷

(一)锐性分离

利用手术刀刃、剪刀进行切割，对组织损伤小，应在直视下进行。要求准确、精细。多用于各种瘢痕性粘连、切断韧带、剪开肌鞘等。

(二)钝性分离

利用止血钳、手指、刀柄、剥离子等进行分离，多适用于疏松组织、肌肉组织的分离。

六、显露

显露就是手术视野的暴露程度。良好的显露可以确认病变扩散范围以及邻近器官的解剖位置关系，确保安全、顺利地进行手术，减少出血，及时发现和处理损伤。以外科分离层次为基础，根据手术操作的要求显露相应术野；确保手术操作在直视下进行；尽可能根据手术操作顺序和需要改变显露空间。肛肠外科手术多位于盆腔深部及肛门内操作，显露一般都欠佳，因而手术难度较大。因此，必须充分重视手术视野的显露，才能保证手术的安全顺利完成。

第二节 外科手术常用器械及使用技巧

手术器械属于医疗器械的一个分支,在外科操作中起着主导作用。其中包括剪刀、止血钳、持针器、镊子、手术刀、拉钩等。使用手术器械进行切开、止血、结扎、吻合、游离和显露等基本手术的操作称为外科基本技巧训练,也称外科基本功或外科原则。良好的外科基本技巧训练不但能使手术具有统一的规范,而且能消除操作方面的差异。今天,腹腔镜的操作虽与开腹术的操作截然不同,但其基本的操作又都是建立在开腹手术基本技巧之上的。所以无论术式有何变化,练好基本功是外科操作的根本。

近百年来随着钢铁工业的不断进步,手术器械发展的也很迅速,其设计和生产技术已不局限在钢的种类和加工上的变化,在新材料不断发明后,与金属学相关的各交叉学科的技术也相互融合,许多现代手术器械随着需要已向多种金属材料互相黏合的加工领域发展。例如,目前常用的持针器都已在齿牙两面贴压上了一层材质更硬的钨钢,以避免持针器齿牙面与缝针摩擦后的损耗,若归类则可将此技术归属到"金属材料合成学"的范畴。所以古人早有:"工欲善其事,必先利其器"的名言,就是强调工具的重要性。手术器械分基本手术器械和专科特殊手术器械,分别介绍如下。

一、外科手术基本器械及使用技巧

外科手术器械为手术所必需的工具。手术器械种类繁多,用途各异。这里介绍一般外科手术的基本器械及其使用技巧。

(一)手术刀

主要用于皮肤和组织切开,刀柄还可用作钝性分离。手术刀由活动的刀片和刀柄两部分组成。手术时根据实际需要,选择长短不同的刀柄及不同形状、大小的刀片(图 4-10)。刀片宜用血管钳(或持针钳)夹持安装,避免割伤手指(图 4-11)。持刀的常用方法有指压式、执弓式、执笔式、反挑式 4 种,根据实际需要而定(图 4-12)。

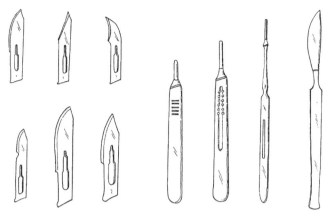

图 4-10　不同类型的手术刀片及刀柄

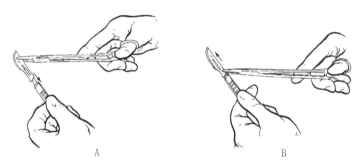

图 4-11　安、取刀片法

A.安刀片法；B.取刀片法

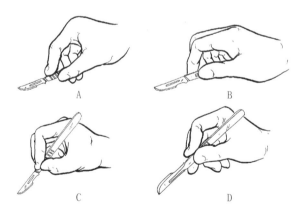

图 4-12　各种执刀法

A.指压式：用于较大的刀口；B.执弓式：用于一般切口；C.执笔式：用于解剖及小切口；D.反挑式：用于表浅脓肿切开

（二）手术剪

剪刀是由两把刀子组成、具有多功能的手术器械，如剪开、剪断、剪线、游离等。在进行手术时不仅术者使用，助手、器械护士也用，是多人应用的手术器械。可通过训练来熟练掌握各种持剪法、用剪法，充分发挥剪刀多功能、多方位作用。手术剪主要用于剪开、分离组织和剪线（图 4-13）。剪刀有弯的及直的、钝头的及尖头的。根据不同的用途而选用，长钝头的弯剪，多用于胸、腹腔的深部手术。尖头的直剪一般用于剪线及浅层组织的解剖。此外，尚有一叶剪刃为尖头者（直或弯），另一叶剪刃为钝头者，可兼用为剪线、拆线及浅组织解剖。使用时剪刀不宜张开过大，分离组织时要将剪刀并在一起，以防损伤组织。一般手术剪不应用于剪线或敷料，否则，易变钝。

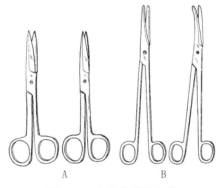

图 4-13　各种类型手术剪

A.手术剪；B.解剖剪

正确的持剪法是以拇指和环指各伸入剪柄的一个环内，中指放在剪环的前方，示指压在剪轴处，这样能起到稳定和定向作用（图 4-14）。

（三）手术镊

手术镊用于夹持组织、敷料和夹取异物，以利解剖及缝合。有大小、长短不同的型号。镊的尖端分为有齿及无齿（平镊）。齿又分粗齿与细齿，粗齿镊用于夹持较坚硬的组织，损伤性较大；细齿镊用于精细的手术，如肌腱缝合、整形手术等；无齿镊用于脆弱的组织及脏器。镊的尖端分为尖头与钝头。精细的尖头平镊对组织损伤较轻，多用于血管、神经手术。

正确的执镊方法是以左手拇指对示指和中指分别握持镊的两柄，镊柄的外端要外露，不能将镊柄握在手掌中（图 4-15）。

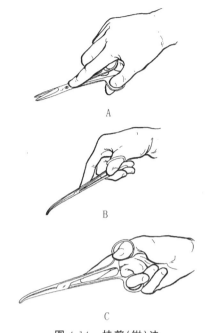

图 4-14　持剪(钳)法

A.正确持剪法;B.正确持钳法;C.错误持钳法

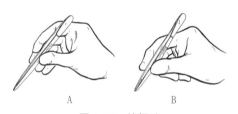

图 4-15　持镊法

A.正确持镊法;B.错误持镊法

(四)血管钳

血管钳主要用于钳夹出血点,以达到止血的目的。此外,尚可用作分离、夹持组织及牵拉缝线。血管钳在结构上的不同,主要是钳端外形和齿槽床。由于手术操作的需要,齿槽床分为直、弯、直角、弧形等。用于血管手术的血管钳,齿槽的齿较细、较浅,弹力较好,对组织的压榨作用与对血管壁及其内膜的损伤亦较轻,称为无损伤血管钳。常用的血管钳尖端为平端。尖端带齿者称有齿血管钳,多用于夹持较厚的坚韧组织以防滑脱,对组织的损伤较大。根据手术部位的特殊需要,有各种形状的齿槽床及钳柄。图 4-16 为各种常用的和特殊类型的血管钳。用大号止血钳或持针器套入右手环指指间关节,时快、时慢飞转,训练提高手指对器械的控制力、灵活性以及强化手脑的协调、结合,建立形成条件反射。久之,每当持拿各种手术器械均感觉轻快、稳准、有力,而且顺手、灵便。

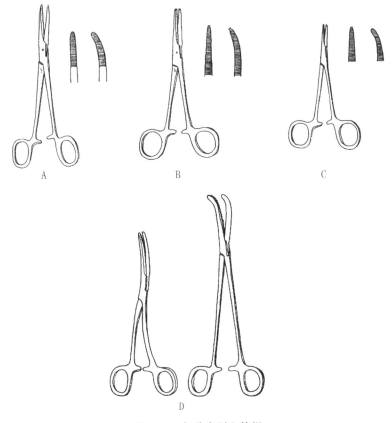

图 4-16　各种类型血管钳

A.血管钳(半齿槽);B.有齿血管钳(全齿槽);C.蚊式血管钳(全齿槽);

D.弯柄及直角血管钳

(1)持钳法:是用拇指及环指伸入柄环内,示指起稳定血管钳的作用,特别是用长血管钳时,可避免钳端的摇摆(图 4-14)。

(2)松钳法:用右手时,将拇指及环指套入柄环内,捏紧使扣齿分开,再将拇指内旋即可;用左手时,拇指及示指持一柄环,中指、环指顶住另一柄环,两者相对用力,即可松开(图 4-17)。

血管钳对组织有压榨作用,不宜用其夹持皮肤、脏器及脆弱的组织。

(五)持针器

持针器或称持针钳,用于夹持缝针缝合组织。缝针应夹在靠近持针钳的尖端,若夹在齿槽床中间,则容易将针折断。一般应夹在缝针的中、后 1/3 处,缝线应重叠 1/3,以便操作。一般的执持针器法(图 4-18),但亦可用持血管钳的方法。持针器持拿方法,直接关系到缝合的速度和质量。相较而言,用执持针器法来进行深部缝合,要比指套法和掌指法优越很多。训练时以拇指与中、示及小指握抓钳身,以示指压在钳轴近端,构成稳定力学三角,牢靠、稳定及有力。

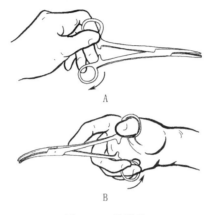

图 4-17　松钳法

A.左手松钳法;B.右手松钳法

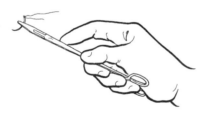

图 4-18　执持针器法

二、腹部手术特殊器械及使用技巧

基本手术器械和基本外科技巧在前面中已经介绍,本节对其不再赘述,重点介绍肛肠专科手术器械及与之相关的专科操作技巧,故特别适合于已进入肛肠专科培训的中高级医师。

在谈到肛肠专科手术器械时,经常会提及英国伦敦的圣马克肛肠医院。这个 180 多年前建立在英国伦敦的世界上第一个肛肠专科医院,不但是近代各类肛肠手术、肛肠基础研究的开拓者,而且许多肛科外科手术器械也发明在这所医院。例如内痔的 Milligan-Morgan 术之一的 C.N.Morgan——不但是内痔传统"外剥内扎术"的开创者,还是下腹三叶自动牵开器的发明者,为结直肠手术的发展作出贡献。世界第一个盆底实验室的创办者 A.Parks,不仅发明了 Parks 术,还专为此术式设计了 Parks 肛门直肠牵开器,为 Parks 术的普及奠定了基础。他同时也是肛肠外科十余种多角度专用剪刀、止血钳和持针器的发明者。O.V.Lloyd-Davis 是硬性乙状结肠镜和无创伤直角钳的发明者,还专门为直肠手术设计了"股伸截石位"腿架,借此将一组操作变为上下两组同时操作的入路方式开辟了直肠切除手术操作方式的新途径。J.C.Goligher 不但是"肛瘘四型分类法"的制订者,而且还发明了为直肠切除手术分离用的长剪刀,为方便直肠的游离作出贡献。H.E.Lockhart-Mummery 是新型硬质有槽肛门组合探针的发明者,因与其父(J.P.Lockhart-Mummery)两代人为 St.Marks 医院和世界肛肠领域所做的杰出贡献而被国际肛肠界普遍赞誉。而 St.Marks 盆腔深部组合拉钩、St.Marks 会阴手术牵开器、St.Marks 肛门扩张器和多种 St.Marks 肛门直肠镜等都是由 St.Marks 医院的医师们集体创造的。这些于 20 世纪早、中期为 St.Marks 医院肛肠外科器械作出贡献的发明者,成为全世界肛肠手术器械的奠基人,而器械又以他们的名字而流传百世。

由于历史的原因,国内很长时间与国外缺乏交流,加之我们临床培训制度的缺陷及与国外消费水平的差距,使得国内医师各方面的技术均落后于发达国家。而见不到国外的新器械,学不到人家的新技术,在实际手术中就会出现器械称谓上与国外不统一、操作上不规范,甚至混乱。为解决这些问题,近些年在国际医学各专业领学科专门建立了发达国家与发展中国家间相互协助的国际性学会组织,例如在肛肠领域就建立了欧亚结直肠技术协会。此协会就是以专门传授在结肠、直肠的各种诊断和治疗中如何运用以及防止错用新技术为宗旨的,其还附有自己的学术刊物,保证了肛肠外科技术信息的交流。学习发达国家的经验,不走前者走错的"路"。首先要求我们与发达国家间有顺畅的交流,并建立相同的培训制度和统一规范的方法;其次,争取拥有与国外完全相同和齐备的手术器械及如何掌握这些器械的操作技巧,以期达到手术操作的统一规范。其实,手术器械的统一是最应优先和最容易达到手术规范的方法,而器械的缺乏或劣质将是直接影响手术规范的原因之一。而在术中能巧用手中的器械将使器械发挥更大的效益,做到事半功倍,反之则事倍功半。

近些年来,随着高科技对手术器械的渗入,今天的器械已不是单纯的现代手术器械。腹腔镜等新型的器械层出不穷,不断地改写手术操作的方式。国际上发明的现代肛肠专科手术器械已有近百年的历史,种类繁多,用途各异,随着加工技术和新材料的不断涌现而更新换代,有些被淘汰。本节则对一些保留下来的常规肛肠专科手术器械,特别是国内已引进并推广的器械,从其正确称谓、发展历史、功能特点、操作原则和注意要点等方面综合介绍给读者,以求业界同道对此有更深入的了解。

经腹结直肠手术显露是否充分是手术顺利的首要保证。因直肠位于盆腔深部,其显露的要求比结肠手术高许多。这不但需要特殊的拉钩,而配合握持拉钩的助手的站位和站姿等都很重要。加之,还需专用腿架构成的特殊体位,所以直肠手术显露的成功是多方面努力的结果。下面就将结直肠经腹手术的几种专用器械,特别是用于显露和游离方面的器械以及其操作技巧分别介绍如下。

(一)下腹部三叶自动牵开器

下腹部三叶自动牵开器是由英国圣马克肛肠医院的 C.N.Morgan 医师于 20 世纪 40 年代发明的,故名为 Morgan 下腹牵开器。它是通过两侧叶和一中叶的牵拉作用来显露下腹的。其发明源自肛肠外科而非泌尿外科或妇产科,是因直肠位于下腹和盆腔的深部,其显露难度远比其他两个学科要高。其原始三叶牵开器设计的滑道只是单个,其牵拉宽度只为 200 mm,之后为增加侧方牵拉力度改为双轨滑道,其宽度达 250 mm。而目前国内普遍应用的、设计与 Morgan 下腹牵开器不同的"剪式"下腹牵开器,虽两者的中叶设计相同(即都在拉钩的中央以方便对小肠牵拉固定),但前者最大缺点是牵开后的宽度远不如后者。而改良的新型 Morgan 三叶牵开器,不但备有一组加长尺寸的侧叶,以适应腹壁厚和较胖的患者,而且还备有一组加宽并能上下调节深浅的中叶,以能更有效地阻挡小肠组织。此更新不但使下腹部显露更充分,也为盆腔深部的显露奠定了基础,并为直肠癌扩大清扫手术创造了条件。

(二)盆腔深部组合拉钩

此由英国圣马克肛肠医院多位医师合作,于 20 世纪 70 年代中期发明的名为"圣马克式深部盆腔组合拉钩",不仅给各类传统经腹直肠切除术的分离提供了便利,而且也给经腹保肛手术带来了极佳的显露效果。其不但在直肠分离的过程中,而且在 Dixon 术的操作中都起到关键性的作用,从而成为盆腔显露的必备工具。它的推广完全替代了传统的"S"状及其他类型的盆腔拉钩,并使一些创面大的如"经耻骨径路的前方入路"的保肛术式彻底废除。今天的超低位 Dixon 术已低至肛提肌水平,不用此拉钩协助显露很难完成深部盆腔分离和吻合的操作。其推广不但方便了传统直肠手术,也为今天直肠全系膜切除术要求"明视下锐性分离""完整切除"和"保护静脉丛和神经"等奠定了基础。

此呈直角形的拉钩一组 3 把,一短和两长,分不同的作用。短形钩的钩臂长约 13 cm,适于直肠前壁的暴露,一长型无唇边的拉钩钩臂长约 18 cm,则多用于直肠后壁和侧壁,另一同样长度有唇边的长型钩则更适于协助在"小骨盆"内显露。两者均为同样宽度的组合拉钩,在使用中十分强调站位和握姿的正确,即站在患者腿间的拉钩者为减小力矩,要保证腹部紧贴于患者会阴,并尽力收紧双臂约胸部高度。此时双手分别紧握钩把的上下端,才可将钩把的力量通过耻骨联合的"支点",以"撬"的作用传到"钩臂",以达到盆内直肠的满意显露。男性患者为避免"钩臂"对 Foley 管球囊的反复挤压导致膀胱内膜出血,在术前先将球囊放气,待术闭再充气固定。

(三)直肠切除专用腿架

1939 年英国圣马克医院的 O.V.Lloyd-Davies 医师首先将能充分暴露会阴的截石位和能很好显露下腹盆腔的高盆腔位合并,此设计命名为 Lloyd-Davies 位(Modified Lithotomy-Trendelenburg position,L-D 位),此腿架被称为 L-D 位腿架(Lloyd-Davies stirrups)。此发明为直肠切除术开辟了新的手术入路,其报道被当年 Lancet 收录。此 L-D 位除有充分显露会阴和下腹的优点外,还具备上、下两组同时入路,术中不需要变换体位的操作方式,可更容易、更准确地寻找到解剖平面,不仅给 Miles 术提供两组手术的便利,还为之后 Dixon 术中多种经肛的操作技巧的实施寻找到了途径。自 20 世纪 50 年代后随 Dixon 术的开展,更多辅助 Dixon 保肛术的技巧都是通过此体位建立的肛门入路来完成的。特别是 20 世纪 70 年代经肛端吻合器的推广后,L-D 位则成为 Dixon 术器械保肛必须采取的体位。但目前仍有医师不是在术前就用此腿架来架腿,而只是术中行吻合器操作时才使用架腿,使得器械操作前的许多辅助性技巧,如经直肠的冲洗和经阴道指助直肠分离等的操作都难以实施。20 年前国外为避免传统 L-D 腿架可能导致的术后并发症,在 L-D 腿架的基础上又设计出了名为 Allen 的新型托脚式腿架。此架一改传统 L-D 腿架的小腿和腘窝受压的弊端,使患者双脚"站"在特制的脚托内,从而完全避免了腓总神经压迫症等并发症。为更充分显露盆腔,还将此架的脚托从支撑杆的上方移至内侧方,使双侧股骨大幅度下降,所以也将此改良后的 L-D 位称为"股伸截石位"。操作中为得到最佳的盆腔内直肠的显露,还需注意以下操作要点:①臀下需垫 5 cm 厚的沙垫,以保证大腿外伸与腹部尽量的平行,达到盆腔更充分的显露。②保持双大腿最佳的外展角度,过展会导致髋关节脱臼,过收则影响会阴助手的操作,以能容纳会阴术者的角度为佳。③患者会阴的摆放位置以突出床外约 3 cm 为宜,突出过多将直接影响会阴术者的站立,过少则使会阴术者牵拉的力矩加大。④调整好四个固定旋钮角度后,最后将所有旋钮再检查并旋紧一次,以保证术中腿架的绝对牢固。⑤双脚完全站于脚托后,再用弹力绷带将脚和小腿完全捆绑固定在脚托内,以防术中脚托变位对腿部肌肉的挤压损伤。

(四)直肠分离用长剪刀

此由英国圣马克肛肠医院的 J.C.Goligher 医师设计的,于 20 世纪 70 年代中期推广的专为直肠游离用的名为"Goligher 直肠剪刀",长约 33 cm,一组两把分为直型和弯型两种。直型的是用来对直肠前间隙的分离并保证不会偏倚,而弯型的是专门依从骶骨解剖弧度而设计,用于对直肠后壁和侧壁进行分离。长剪刀圆形头端的设计可充分保护组织不被误伤。与盆腔拉钩一样,其推广不但极大方便了传统直肠的手术操作,也为今天直肠全系膜切除术要求的"锐性分离"奠定了基础。

(五)会阴切除用自动牵开器

此也是由英国圣马克肛肠医院多位医师合作,于 20 世纪 50 年代发明的,名为"圣马克式会阴牵开器",是专用于腹会阴联合切除术的会阴切口操作时切口自动牵开用的。此呈两叶的、耙子状叶片的设计可更牢固地牵住会阴切口边缘,极大地减小了会阴术者的操作强度,并节省了操作人员。牵开器另备一组更长尺寸的叶片,可进一步增加伤口的深度,故为今天 Miles 术要求实施扩大的"柱状切除"提供了方便,而目前国内还未见引进并生产此器械。

(六)直肠用长直角钳

直肠用长直角钳又名为 Lloyd-Davies 长直角钳(Lloyd-Davies right-angle clamp),是由英国圣马克肛肠医院的 O.V.Lloyd-Davies 医师于 20 世纪 40 年代设计发明的,专用于钳闭位于盆腔深部直肠的。此长约 320 mm 的直角钳,其前端呈直角形的"作用臂"长约 70 mm。国外称为右角而国内叫作直角的闭合用钳,不但可作为暂时闭合肠管的器械,如在骨盆深部直肠的分离中,还可作为提拉的工具。近些年,此钳的替代产品在"作用臂"牙面上设计了与血管横断钳"作用臂"牙面相同的防损伤的齿牙,而且其齿牙更粗大,故名无损伤血管型直角钳,解决了传统直角钳存在的夹松了会滑脱,而夹紧了对肠管有损伤的问题,也使传统的用胶皮套管套在"作用臂"的方法被摈弃,而没有了胶皮套管的遮挡,则扩大了盆腔内操作的视野。

三、肛门手术基本器械及使用技巧

(一)肛门镜

肛门镜是检查和治疗肛门直肠病的重要工具。肛门镜种类颇多,临床上常用的肛门镜有筒式、二叶式、三叶式、喇叭式。它由金属、塑料、有机玻璃不同材料制成。根据检查和手术的要求不同,选用各式肛门镜,还有自带光源的肛门镜。

1.筒式肛门镜

呈圆筒状,全长 7～10 cm。有大、小两种型号,小号用于婴幼儿。它适用于检查内痔、直肠息肉、溃疡和肿瘤,肛乳头肥大及肛窦炎、肛窦溢脓、红肿的肛周脓肿、肛瘘内口;也可用于内痔注射和套扎。

2.二叶式肛门镜

适用于扩张肛管直肠腔进行术中检查或手术操作,也用于检查肛窦和肛周脓肿及肛瘘内口,常和探针检查配合使用。

3.三叶式肛门镜

做检查时,肛门直肠腔视野清楚,适用于肛管直肠手术,一般不用于常规检查。

4.喇叭式肛门镜

为一顶小底大的圆筒形肛门镜,有圆口、斜口两种。圆口式适于内痔消痔灵四步注射术,斜口式适于枯痔钉射钉枪射入痔内。

(二)探针

探针有 5 种:①棒状球头探针;②棒状刻度探针;③棒状有钩探针;④有槽探针;⑤镰状有槽探针。专门用于各种窦道或瘘管探查和治疗的器械。一般沿瘘管走向慢慢探查,切忌动作粗暴,造成假性瘘管。

(三)肛窦钩

为检查肛瘘内口的重要器械,还可探查肛窦深度及有无脓液。

(四)肛门拉钩

扩张肛管及直肠腔,充分暴露术野。

(五)动脉瘤针

专门用于直肠脱垂手术中肛门环缩术的特殊器械。其成对,左、右方向不同。手术操作时选择适宜方向的一根围绕肛周皮下组织进行旋转,不要穿破皮肤或肌肉组织。

四、肛门手术特殊器械及使用技巧

肛门常用的检查器械发展至今已有 100 余年的历史,目前的器械已不限于诊断。通过肛门进入直肠腔内各类的治疗型器械不断发明,如新型腔镜直肠全系膜切除术的高科技治疗器械已应用于临床 10 余年。

(一)新型肛瘘组合探针

此由圣马克肛肠医院的 H.E.Lockhart-Mummery 医师于 20 世纪 70 年代发明的,故其被命名为 Lockhart-Mummery 肛瘘组合探针。名为新型是因其综合了多种传统探针的优点,不但利用了钢坚硬的特性,在诊断上优于传统探针,而且在探针上特制了从头到尾的凹槽,使其在手术治疗中效果显著,已成为国际上最完善的肛瘘探针。此探针一组 4 根,头端分别呈 0°、45°、90° 和 135° 4 种固定的角度。每根长度分别从 17.5~18.5 cm 不等,粗细与传统探针相同。此针后方较传统探针增加了一心形握持舒适的握柄,通过它能调整头端的方向。利用不同角度的一组探针来探查瘘管的方法,弥补了硬质探针不能变换头端角度的不足;改变了只用一根软质探针靠变换头端角度来探查瘘管的传统做法。在操作时突出的优点是利用探针质硬的特性,可从内口或外口进行边挑起探查边进行切割的操作,而不必要像传统探针的瘘管要全部穿出后再切割。其实,瘘管寻找应遵循"按定律定瘘管走行"的观念,即"先定道,后穿针",而非"先穿针,后找道"的寻找瘘管的传统观念,探针造成"假道"的原因是没有遵循"按定律定瘘管走行"规律的缘故,而与探针软硬和操作轻柔无关。

探针头端以针形的最为理想,采用钢质材料则将针形的理想变为现实。实践中尤以头端 135° 角的探针在定位"内口"时最为方便,即在 Ferguson 镜的显露下很容易地通过针尖找到内口,又可顺内口探清任何纤细、坚硬的瘘管,完全解决了传统圆头探针不易探清内口的问题。特别在探针一侧设计了凹槽,可作为切开前的定位槽,操作时以槽垫底,刀片顺槽切开瘘管,避免了探针切割时可能对括约肌的损伤。此硬质探针开出的凹槽还可作为"挂线"操作时穿线的通道。因国外肛瘘"挂线"的用线均使用质硬单股的尼龙线,操作时尼龙线顺凹槽这一"通道"进出,故可废除其他损伤大的"挂线"方法,也为其他疾病如肛门直肠狭窄的"挂线疗法"提供了便利。由于医师有随意窝折传统银制探针的习惯,故强调初使此针的医师千万不要随意窝折探针。因为硬质探针宁折不弯的特点在此时会变成缺点,成角后还原性极差,尽管可以回位也不能完全复原,而两槽缘被窝后扭曲、变形,成为可怕的刀刃,使用中不但会伤及括约肌,清洗过程中还会伤手,故窝折后的硬质探针一般被视为废品。故使用时要完全转变传统软质探针的操作习惯。

(二)Hill-Ferguson 直肠拉钩

Hill-Ferguson 直肠拉钩是由欧美专家 Hill 和 Ferguson 两人合作设计发明的肛门直肠显露器械。Ferguson 直肠牵开器设计有握持舒适的钩把,故适于在各类肛门直肠术中的牵拉。此拉钩的钩臂似一勺状的设计,其弧度相同,约为150°。依钩臂勺状开口宽度的不同从 2～3.8 cm,分小、中小、中、大和特大号5种尺寸。但 5 种尺寸的弧度相同,以适应不同年龄的患者。此钩臂的勺状虽然设计成较大的弧度,但其作用还是像钩而不像镜,起到了对肛管直肠一侧的牵拉,而操作中能自由地在肛管内旋转而不必取出是其另一优势。由于此器械没被引进到国内,我国的医师大多使用传统的"两叶肛门牵开器",或者使用勺状弧度只有占周径 50°的单臂拉钩,而此两种钩在方便程度、扩张度和持久性上远远不如Ferguson 拉钩。

(三)Parks 肛门三叶自动拉钩

此钩是由圣马克肛肠医院的著名专家 Alan Parks 教授于 20 世纪 70 年代设计发明的,故被命名为 Parks 肛门三叶拉钩。其不但可以用在经肛门低位吻合术的操作,还可为直肠下段的腺瘤和早期癌症的"局切术"中显露,是经肛门直肠腔内手术中显露的传统工具。其可依照用途使用两叶牵拉,或增加中叶为三叶牵拉。此钩不同于传统的短型三叶诊断用的肛门牵开器,其特点首先是 3 个叶片宽而长,可较深地显露直肠腔内的宽度;另备的 3 组不同长度可拆卸的侧和中叶片,最长约 15 cm,可进一步增加被显露直肠的深度。其次,中叶手调式的设计,可进一步增大肛门直肠的宽度。再有,其叶片均呈外凹型的设计,可增大被显露直肠壶腹内的空间。为开展电切治疗,目前已将可拆卸的 3 个叶片做成绝缘性材料,并配以冷光的照明设备。目前,国外医师已常规用此牵开器,不但应用于广基的腺瘤,而且使用于早期下段直肠癌的"局切术"。此拉钩的仿制品还有"滑道式"和"顶丝式"的设计,虽牵拉的传导方式不同,其显露和"剪式"的两叶钩的牵拉效果相同。国产此类拉钩的缺陷不只是缺少一中叶片,而是每个叶片都没有外凹型的设计,故显露的空间较差。国内目前仍未广泛普及"局切术"并不是器械不佳或符合条件的患者少,可能还有以下认识上的误区:①认为此手术不必用特殊器械。此手术应备齐长电灼杆、地灯或头灯及吸引器等,而像此特殊专用器械如 Parks 肛门牵开器、单叶肛门拉钩也必须备齐。②小手术不需医师间的配合。此手术虽为局切，但需保证 3 名医师操作，并要达到密切的配合。主刀医师通过 Parks 牵开器的视野不但要将肿瘤完整切除，还要准确地对黏膜电灼止血。一助除握持牵开器外，还要用吸引器随时吸尽残血、烟雾以保证操作空间有良好的显露。如选两叶钩，二助还要用一单叶肛门拉钩，自肛门前方用力牵拉以辅助显露对侧术野。所以，术野满意的显露是在主刀与助手们极协调的配合下完成的。③创面缝闭才算完善。传统观点认为经肛局切后的创面黏膜伤口必须缝合，以防术后出血、感染。而现代观点是不需缝合创面，因为黏膜修复的能力极强。实践证实，黏膜的出血固然很多，但术中只要摆好体位、选好照明并用专用拉钩充分显露后，黏膜的电凝止血并不困难，不缝不但可减少局部感染、复发，还可减少狭窄的机会。不缝不仅可使操作难度大大降低，而且使切除的高度进一步上升。

(四) Fansler 肛门镜

肛门镜的种类很多，多用于诊断，而能作为治疗使用的肛门镜并不多，Fansler 手术肛门镜即是专为肛门直肠手术中腔内局部的显露而设计的。其形状与普通肛门镜相似，但直径则粗许多，最大区别在于其侧壁上从头到尾有一相等的开槽，其弧度约占周径的 $100°$。作用不同于 Parks 拉钩对肛管直肠大面积地显露，而像肛镜一样只对肛管直肠小面积地显露和撑开作用，其没有握持用"钩把"的设计，而代之以"镜把"的设计，故其作用更像镜而不像钩。其直径与直肠黏膜环切术的附件 PSA33 相同，侧壁开槽的形式和宽度也相似，不同的是此肛镜有中央的导芯，而后者没有。术者可通过此开槽进行肛管直肠腔内的各类操作。由于此镜在国内没被引进，所以国内医师常用 PSA33 来替代，故也基本解决了直肠下段各类的局部操作。一次性 PSA33 毕竟是塑料产品，保留着塑料制品质地软、不平滑等的弊端。为了改善此情况，近年国内模仿了 PSA33 形状，率先制作出了金属的 PSA33，经临床使用效果极好。它不但给直肠黏膜环切术手术提供了便利，而且也弥补了国内没有 Fansler 肛门镜的缺陷。

第三节　外科手术新器械、新材料及使用技巧

上节在对肛肠专科新器械、新材料介绍的同时，将对应的游离和显露的基本

功已较多谈及,故此节不再述及这两方面的基本功。只对缝合和吻合器技术、关腹技术以及止血方面的基本功同样采取与专科新器械、新材料对应介绍的方法以飨读者。由于肛肠疾病各类手术的操作和处理技巧繁多,不能面面俱到,只能选出一些有代表性的新器械、新材料和操作技巧予以介绍。

一、缝合技术

缝合技术包括缝合材料和缝合方法。

(一)缝合材料

近年来随着化学工业的发展,外科缝线材料也在不断地进步,线的种类从单纯的丝、肠缝线发展为多种化学合成缝线,目前各类新型合成材料的缝线在外科领域已广泛普及,并正在随不同术式和组织的需要发展。缝线按用途不同混入不一样的人工合成化学物质,以保证缝线在强度、顺滑、柔韧性、组织相容性、结的安全性、吸收的预知度和组织切割性等方面都能达到最佳的效果。而无论合成缝线还是普通丝线都采用了新型的机器编制的方法,并在线上涂有防止被酸、碱或酶侵蚀的保护层。为达到缝针的绝对坚硬,各国缝线制造厂商在缝针的用材上都十分考究,均选择国际公认炼钢最佳、抗弯抗折能力极好、种类最齐全的德国产品,以应对任何不同的组织,并防止如断裂、扭曲等情况。国外自20世纪60年代就推广一针一线的包装形式,不但免除了术中手工纫针的繁琐,节省了手术时间,完全避免了因材料不统一而致手术失败的可能。一次性的产品在包装上都印有如线类、线型、线质、针型、号数、长短和弧度等规格的标识,以能适应不同组织器官的缝合需要。缝线的统一为术式向规范化方向迈进创造了条件。

合成缝线分为质软多股和质硬单股的线,其又分为可吸收线或不可吸收线,按不同吻合方式或在不同组织器官的需要使用上已定型,故而达到了细化手术的目的。在发达国家的手术室中都会看到不同公司的缝线柜的各类缝线,组合排列后而发展的不同类型和规格的缝针、缝线可满足各类手术的需要。术前护士只要根据医师提供的类似菜单样的"手术材料预备单",就能很容易地选择出所需缝线。国际统一的包装形式给新型缝线的推广、术式的规范提供了条件。我国虽也引进了国外产品和合成缝线的生产技术,但在种类和质量上还远比不上发达国家,而此线的操作培训体系建立不足,也直接影响合成缝线的正确应用和普及。

(二)缝合方法

缝合方法包括手法缝合和吻合器技术。

1.手法缝合

在结肠或直肠上段的吻合如选"单层连续法"缝合时,可选择单股硬质合成可吸收缝线(Maxon Tyco 公司、PDS 强生公司和 Monosyn 贝朗公司),行连续全周全层裹边缝合法(图 4-19)。其优势为吻合口无缝隙,故吻合口瘘发生的概率降低,而且操作简便、缩短了手术时间。因其为硬质的缝线,故吻合后的缝线在吻合口形成似一拉长的弹簧,有防止狭窄的作用(图 4-20)。在张力较大的直肠中段则用质软的可吸收缝线行单层间断法,此多股质软的合成可吸收缝线(Dexon Tyco 公司、Vicryl 强生公司或 Safil 贝朗公司)也是高科技的合成缝线,价格稍贵,但可使缝合的安全性大大提高。以往因顾虑丝线穿透黏膜层有被细菌腐蚀断的危险,在行丝线单层间断缝合时只行穿浆肌层的缝合。然而,直肠后壁浆肌层的缝合操作十分困难,常被迫用肿瘤段肠管牵拉法的技巧,先不截走肿瘤段肠管,借此牵拉作用帮助先行后壁浆肌层的缝合。今天应用多股质软合成可吸收缝线行单层吻合,则不需要考虑缝线被侵蚀的可能,间断缝合时可直接进行穿透肠壁全层的缝合,缩短了手术时间,使安全性大大提高,也从根本上简化了传统操作的繁琐过程,是一个通过缝线材料的革命而将操作技术改变的典型范例。

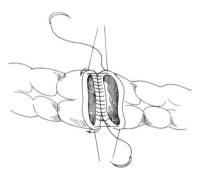

图 4-19 连续的全周全层裹边缝合法

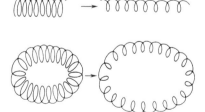

图 4-20 单股质硬缝线吻合后似一拉长的弹簧

缝线种类五花八门,用法各异,使用时按说明选择缝线,照章办事,但国内医师仍对一些新型的合成缝线认识不足,感到无从下手。诸多缝线貌似无章可循,但遵从如下一些操作规律还是不会违背基本的操作原则:①应非常熟悉国际通用的基本线型规格。如国际上统一粗细的缝线线号,与国内传统用线规格不同,但可套用。缝针则按包装上的模式图画出的针型去选择。②可吸收缝线无论质软或硬均可作为肠道的吻合用线。③所有质硬单股的可吸收或不可吸收缝线因极滑润,故打结均要 6 个以上,以避免滑结。④所有质软多股的可吸收或不可吸收缝线打结均要 4 个以上,特别是粗号缝线,以避免滑结。因此类线用在吻合上均采用单层缝合,打结就成为重中之重。⑤无论用荷包器或手法制作荷包,其所需缝线都必须使用质硬单股不可吸收的聚丙烯材质的缝线,以确保牵拉荷包时缝线的强度、组织间顺应性和无损伤。

2.吻合器技术

器械吻合是指使用外科常用的吻合器进行吻合的过程。各类的吻合器械很多,对于常用的胃肠吻合器,其用在肛肠外科范围的只限于对直肠的吻合。结肠的吻合一般是不需要使用器械吻合的。直肠的吻合特别是低位前或超低位前切除的吻合,其操作部位在手法缝合不易达到的盆腔深部,必须借助吻合器才能完成,故而直肠吻合器和吻合器技术才应运而生。先是单吻合器技术,之后为双吻合器技术和三吻合器技术。无论早期发明的单吻合技术或后期发明的双或三吻合器技术都不是一种术式,均属于前切除术的一种吻合形式。现对器械吻合中一些有代表性技术从其历史演变过程、应用原则及操作技巧简介如下。

(1)单吻合器技术:单吻合器技术是指用一把端圆形吻合器进行 Dixon 术机械吻合的技术。在双吻合器技术没发明前只有此技术担当 Dixon 术器械保肛的任务。此技术操作时最大困难莫过于直肠远端荷包的制作了,特别在超低位的Dixon 术。在 20 世纪 70 年代末,由美国外科公司 Autosuture 分公司最早发明并生产的反复用枪式一体圆形吻合器(图 4-21),其特点是每次需更换一次性的吻切组件和砧板,而抵钉座、中心杆和枪身均反复使用。然而,此反复用一体式吻合器的最大困难就是在盆腔操作时看不清远端荷包的制作效果,成为当时器械吻合后潜在的隐患。由于在器械上没有较大进展,故此阶段只是围绕单吻合器技术,在远端荷包制作的技巧上有些创新。例如那时发明的协助远端荷包制作的示指协助法,为单吻合器技术远端荷包制作作出了贡献。采用的先不系远端,而待经肛吻合器插入后先系近端再系远端荷包的方法(图 4-22),则使单吻合器技术近端荷包的结扎更简便和安全。为了根本解决远端荷包制作效果不理想的矛盾,20世纪90年代初由美国外科公司率先发明了分体式的圆形吻合器CEEA,不但使远端荷包结扎的安全度大大增加,而且还解决了反复用一体式吻合器,多年来不能理想地开展双吻合器技术的问题,成为当时圆形吻合器械发明中里程碑式的设计。目前不论其他国内外公司如何仿制与修改此器械的设计,甚至今天的无钉式直肠吻合器,其均未脱离此分体式的设计。由于分体式吻合器的结构复杂,复原性差,国外公司为保证吻合质量始终未将此分体式的器械制作成反复用的产品。

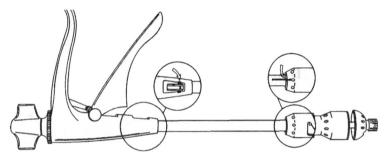

图 4-21　反复枪式一体圆形吻合器

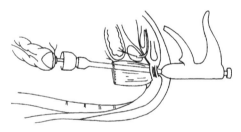

图 4-22　采用先系近端再系远端荷包的技巧

　　我们自20世纪80年代末期即已开展单吻合器技术。通过实践,我们针对单吻合器技术操作中远端荷包制作的困难点,总结出许多远端荷包制作的经验。其中对吻合位置较高的中上段直肠远端荷包制作首推边切边缝法,即切开前壁肠管时,随即入针缝前半圈荷包,切开后壁时则缝后壁,待肿物肠管移走后,荷包也缝毕。对位置极低位直肠远端荷包的缝制则推荐示指协助法,即由主刀医师先将一手示指自肛插入并上推,在盆腔直肠缘显露指尖,再用另一手从盆腔内围绕直肠缘缝制荷包,其优势为既有上推肛管直肠环以增加直肠长度,又有用指尖辅助缝制的作用,此单人操作有便于协调的优点,所以此技巧可作为超低位荷包制作时的“杀手锏”。其他如Foley管牵拉法(图4-23)和自肛门上推直肠法等也都成为远端荷包制作被推荐的方法。对于选用裹边法或荷包法何种为佳的问题,因顾虑狭小盆腔空间不易应用荷包法,故只推荐用裹边法,而入针距切缘的距离要求>5 mm。实践证明,如备好长持针器、长有齿无损镊子、长臂弯刀柄、长 Babcock 钳、直角有齿无损钳和盆腔深部拉钩,采用上述技巧,自盆腹腔用手法缝制任何困难的远端荷包都不成问题。至今我们还没遇到过手法制作不了的远端荷包,就算是男性肥胖者也可通过多种辅助技巧来完成。起初我们采用这些辅助技巧完成了许多患者,而当20世纪90年代中期双吻合器技术引进到国内并与单吻合器技术对比后,也未感觉到我们的技巧有多么困难。其实双吻合器技术只是多了一种补充,而不是一种替代技术。然而目前一次性器械,特别是双吻合技术的昂贵器械,却令患者和医保难以承受。

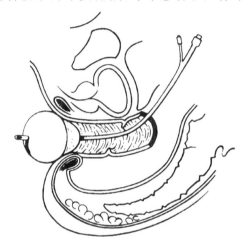

图 4-23　Foley 管牵拉法

(2)双吻合器技术:双吻合器技术是采用一线型闭合器先将肿瘤远端关闭,再用另一圆形吻合器经肛从闭合远端截孔,以连接近端结肠进行吻合的技术。此通过自动闭合远端的方法,解决了单吻合器技术盆内远端荷包不易制作的缺点。双吻合器技术的另一优点是变单吻合器法远端荷包的开放状态为闭合的状态,进一步避免了感染。此法所用的闭合器,无论国内外,均有一次性和反复用两种,为了能使闭合的位置进一步下降,国外还特制了可旋转头端的一次性闭合器。我国生产闭合器虽也有多年,但可旋转头端闭合器则全需进口。其实,1980 年美国学者 Knight 和 Griffen 就使用美国外科公司(现为 tyco 公司)产的不可分离式吻合器开展过双吻合器技术。然而不可分离式圆形吻合器虽可借助闭合器完成远端荷包的操作,实现双吻合的目的,但那时受不可分离器械设计的限制,在盆腔内的近端荷包结扎仍是问题,所以双吻合器技术并未在当时显示其巨大优势,但它给双吻合器技术的发展勾画出了雏形。国内一些医师目前对双吻合器技术的概念认识不清,导致一些操作方法上的混乱。例如,在肛门外使用闭合器闭合的直肠外翻切除吻合器吻合术也要称为双吻合器技术。其实,未必使用两个吻合器就是双吻合器技术,此将远端直肠翻出的拖出术,实为二流的保肛术。在肛门外的吻合完全不需使用器械,一则是浪费,即已能将近、远端肠管拖出肛外,何不做手法缝合呢! 二则说明没有对单或双吻合器技术都是专为低位或超低位 Dixon 术而设计的这一发展过程搞清,故盲目使用。当然,此技术不是绝对不能采用,在腹腔镜 Dixon 术遇远端闭合困难时如用两个吻合器选拖出术还是允许的。因为腔镜直线切割缝合器因弯曲角度小,在盆腔内切闭时常发生闭合不全的弊端,而拖出术可使腹腔镜远端的闭合移至肛外。对于上述在术式判定的错误还能理解,而对一些年轻医师根本就不了解单吻合器技术的操作及多种辅助制作远端荷包的方法,离开了闭合器就不能进行器械吻合操作的弊端难于理解。这与培训的缺陷,也与今天滥用双吻合器有关。其实,闭合器和荷包器这些辅助器械也都像单、双吻合器械一样用以解决手法不能完成的操作,而当手法完全能够解决,就没有用器械的必要。

(3)三吻合器技术:三吻合器技术是指在双吻合器的基础上,平行于第一个闭合器的远端再闭合另一闭合器的技术,以代替直角钳闭合肿瘤远端的作用。目前对三吻合器技术的定义说法不一,其一是使用两个 30 mm 窄型的闭合器(TA30 泰科公司,PI30 强生公司)对一宽的肠管进行并排的闭合过程,以解决骨盆小而放入不了宽型闭合器的问题。其二又称结肠贮袋术中贮袋的侧器械的吻合,再加上双吻合器的过程为三吻合器技术,这些说法都是错误的。三吻合器技术经 Edwards 总结后有如下优点:①为直肠冲洗准备了更加严密的闭合。②在第一次闭合器闭合后可随意指诊和用直肠镜检查。③对闭合位置不满意,还可利用能随意松动的器械保险方便地进行调整。④闭合器的闭合可避免直角钳闭合不紧而滑脱的情况。⑤可借助钳夹在肠管上进行第二次的闭合器向上牵拉作用,方便分离内外括约肌间隙以避免误伤外括约肌。⑥由于没有直角钳的阻挡,使盆腔深部的第二次闭合过程更加容易。国外近年又推出握柄式的闭合器,经应用有如下优点:其不但能安全地完成第一次钳闭与钉合的操作,而且还可借助肠管近、远端两个闭合器握柄的牵拉作用,方便地分离内外括约肌间隙,故握柄式闭合器是设计上最为合理,并且是推动显露和吻合技术发展的最佳闭合器械。

近年由美国强生公司设计的头端为弧形的名为凯途 CS40G 型切割闭合器,

其特点是用 40 mm 宽切缘的器械解决了约 50 mm 宽肠管的切割和近、远端肠管的闭合问题。既闭又切则解决了在狭小骨盆内不便使用传统刀切的问题，实际凯途在闭合上起到了三吻合器技术的作用。但对比凯途和三吻合器技术在操作程序上的差别，发现其虽一次完成了近、远端肠管的闭合，但缺少了两次闭合之间直肠冲洗的过程。为解决此弊端强调在凯途法闭合前与双吻合器技术操作一样，先用直角钳或闭合器闭合肿瘤远端，经过直肠冲洗后再放凯途，而不冲洗导致局部感染，往往是术后狭窄的原因之一。国外只对肿瘤位置极低、直角钳钳夹有困难的患者允许单用凯途法，此类患者虽允许免去直角钳（或闭合器）钳闭和直肠冲洗的步骤，但直肠仍需消毒液的擦洗。单用凯途法切闭时常出现远切缘不足的潜在危险。因闭合前常常自肠外摸不清肿瘤的远端，故在剥离低位直肠至肛提肌甚至以下水平时，为能更好地判定远切缘，在凯途法闭合前，常规肛诊判断清肿瘤下缘后再闭，而在切开后还要即刻打开标本检查切缘。

在直肠的手法缝合、单吻合器、双吻合器、三吻合器技术和凯途法的选择上首先应根据吻合位置的高低和操作的难易而定，能用手法就不用器械，虽从安全性上手法和器械无差异，但吻合钉则会给患者术后带来长期直肠刺激的后遗症。其次，还要遵循节俭的原则，能一把器械解决就不用两把。对目前上端直肠癌，甚至结肠手术也用吻合器的浪费做法是应该坚决反对的，因其完全违背了双吻合技术是为低位和超低位 Dixon 术而设计的初衷。

二、关腹技术

结直肠手术腹壁的切开种类包括正中切口、旁正中切口和横行切口。因正中切口有入腹快速、操作简单、创面小和切口距各操作部位的距离均合适，并还有对备选的造瘘点无妨碍的优势被特别推荐。

关腹的发展也是随着近年国外缝合材料的进步而发展的。40 年前国外就已普及了连续单层关腹法，使用的是人工合成非吸收的聚丙烯材质单股的缝线（Prolene 强生公司或 Premilene 贝朗公司）。此技术的最大优点是彻底避免了术后伤口裂开和切口疝的发生，从而降低了伤口感染率，使操作简化并节省了开和关腹的时间。

连续单层关腹法是基于正中切口下入腹，用两根单股不可吸收缝线自切口上下两端双向用连续法将两侧腹直肌，包括前后鞘和腹膜捆绑为一束的缝合过程。术后的肌肉仍保持正常血运，维持了肌肉的继续生长，保持了腹壁的张力。此与分层的旁正中切口的传统关腹方法的区别是：前者为经白线直接入腹，后者为经旁正中线分层入腹;前者采用连续法,而后者采用间断法;前者是专用的单股的合成缝线,后者是普通丝线;前者是将腹膜、前后鞘及腹直肌捆在一起的一层缝合。将白线两侧腹直肌并在一起的方法等同于传统的张力缝合,实践证明此法可完全替代传统间断的张力缝合。临床医师对千余例的结直肠的开腹手术患者应用此关腹法,取得良好效果。同时为节省缝线又改良为单根单向的缝合方法,也同样取得良好效果,值得在国内推广。近年,国外为避免不可吸收缝线长期的异物感而发明的质硬单股可吸收缝线(Maxon Tyco 公司、PDS 强生公司和 Monosyn 贝朗公司)以及为加强缝合的张力还发明了更好的操作方法,此用单股可吸收缝线的圈式缝线技术的连续单层关腹的方法,虽仍是将两侧腹直肌捆绑为一束,但方法采用的是自一端的、宽窄相交替的缝合技术,借助圈式缝线技术变一根为两根缝线的优势,增加了腹壁的强度,故使连续单层关腹法成为操作更快、抗张力更大和切口更严密的完善的关腹方法。

三、止血技术

止血技术也是衡量外科医师手术操作基本功熟练程度的标志之一,止血技术关键在两个方面:一是对解剖的熟悉,二是对止血所用的各种技术能全面掌握。目前在肛肠外科术中和围术期常见的大出血的疾病有:直肠切除术中的骶前静脉丛的出血和内痔的外剥内扎术后的原发性出血。两种并发症并不少见,且处理方法各异,故在此使用专病介绍的方法对此大出血的并发症,谈谈专家们专门的应对技巧。

(一)术中骶前静脉丛大出血

这是直肠手术分离中最严重的术中并发症之一,处理不好常有生命危险。因骶前静脉丛的外膜与骨面融合,被撕裂的静脉缩入骨孔,缝扎止血的方法往往无效。既往处理此情况常使用纱布填塞法、肌肉电凝法和图钉压迫法等方法。图钉压迫法是靠设计成图钉样子的专用止血钉压迫局部来完成止血的。其优点是准确而简单,加之止血后仍保留有开阔的术野,为争取未完成的肿瘤的继续切除创造了条件。因钉在骶骨上的专用止血钉术后永远存在于体内,故要求使用钛金属来制作。国外此钉的针脚设计有防脱落的倒刺结构,使操作更安全。目前我们采用图钉压迫法的用钉,均使用有自己知识产权的国产止血钉,与国外不同的是其形状为四方形,而不但将钉脚从 1 个增加至 4 个,还将钉脚设计成 3 个短脚呈品形和一个长脚在中央的结构,其钉脚上虽无倒刺,但多脚的设计同样达到了防脱落的目的,而钉面呈方形,为多钉排列,为扩大压迫的平面提供了条件。

（二）内痔术后的原发性大出血

内痔的外剥内扎术是外科经常使用的术式，由于术中止血的不充分或其他原因，难免出现术后原发性的大出血。出血量多常常会造成患者和家属的极度恐慌，而再入手术室进行麻醉结扎止血，往往又需很长时间，"二进宫"也给患者和医师增加了很大的心理压力。现介绍一种简单、可靠的不需再入手术室，而且不需麻醉的止血方法，介绍如下：医师应常在身边备一把头尾内圆直径完全相同的肛门镜，遇此情况发生时患者应采取坐位，在肛门镜的协助下先将肠道内残血排出，待排尽后用止血钳夹住散开了的、6 块标准大小纱布的头端，一同塞入肛门镜，约达 5 cm 直肠高度后再将肛门镜慢慢退出，保留 6 块纱布在肛管内。填塞的 6 块纱布足以使肛门满意地被压迫而并不感到痛苦。在持续压迫固定、禁食约 40 小时后，即能轻轻一块块的取出。为区别未排尽的残血与术后仍继续出血的情况，填塞前用肛镜边排残血的同时边按摩左下腹，以保证肠内的残血已彻底排尽。本法只适用于内痔外剥内扎术术后肛管的出血，而对于如痔上黏膜环切钉合术术后直肠的原发出血是无用的。

第五章

排便障碍性疾病

第一节 直 肠 前 突

直肠前突,即直肠前壁突出,亦称直肠前膨出,为出口梗阻型便秘之一。患者直肠阴道隔薄弱,直肠壁突入阴道内。本病多见于中老年女性,亦可见于青年女性。

女性直肠前壁由直肠阴道隔支撑,该隔主要由骨盆内筋膜构成,内有肛提肌的中线交叉纤维组织及会阴体。女性尿生殖三角区的肌肉筋膜不甚坚固,骨盆出口宽度和长度又较大,当老年人全身组织松弛、多产妇、排便习惯不良、会阴部松弛时,则直肠阴道隔松弛,直肠前壁易向前凸出,此时排便时直肠内压力朝向阴道方向,而不向肛门,粪块积存于前突内,从而引起排便困难。

由此可见,任何可以降低直肠阴道隔结构强度的因素均能导致直肠前膨出。例如,阴道分娩、粪便干硬、排便过度用力等可使交织的肛提肌纤维撕裂,直肠阴道隔松弛;而发育不良、筋膜组织退变等可致直肠阴道隔组织结构薄弱、松弛。粪块下行的水平分力作用于直肠前壁,使之过度松弛的直肠阴道隔向阴道内突出。直肠前壁突入阴道后,通过以下机制导致排便困难:①前突顶部成为排便时的最低点,沿骶曲下行的粪块首先进入前突。若粪块干硬难以变形或盆底不能同步松弛,则排便动力主要作用于前突而被消耗,粪便排出困难。患者感到会阴部胀满不适,进一步用力排便,使前突不断加深,盆底不断下降,从而导致恶性循环。②排便力量主要作用于直肠前壁,直肠后壁受压减少,位于此处的排便感受器得不到充分刺激,盆底肌不能充分松弛,肛管上口不能开通,粪便难以进入肛管。③粪便排出困难时,患者过度用力排便使盆底下降,牵拉阴部神经和分布于肛提肌直肠附着部、耻骨直肠肌的大量内脏神经纤维,造成器质性或功能性损伤,引起直肠收缩压下降、直肠壁张力降低、直肠感觉功能减退、反射性收缩迟钝和便意产生障碍。盆底神经受损进一步引起盆底功能失调,加重排便障碍,形成恶性循环。

盆底神经肌肉受损后,盆底及其所支持的盆腔组织器官下降,盆底松弛,引发多种其他类型的盆底松弛性病变,如肠疝、膀胱脱出、直肠脱垂等。直肠前突是盆底松弛综合征的一种表现,盆底松弛可以导致直肠前突,而直肠前突又加重盆底松弛,两者互为因果。

一、分型

根据排便造影结果将直肠前突分为三型。①Ⅰ型:指状前突或直肠阴道隔孤立疝出。②Ⅱ型:大的囊袋状前突、直肠阴道隔松弛、直肠前壁黏膜脱垂、Douglas窝凹陷常伴有阴道后壁疝。③Ⅲ型:伴有黏膜脱垂或直肠脱垂。

二、分度

国内医学界根据排便造影检查,将其分为轻、中、重三度。①轻度:深度在0.6～1.5 cm;②中度:深度在1.6～3.0 cm;③重度:深度在3.0 cm以上。该分度法在临床上普遍被采用。

有学者按照解剖位置把直肠前突分为低位(阴道下 1/3)、中位(阴道中 1/3)和高位(阴道上 1/3)3 种。

三、病史与体检

(一)病史

(1)排便困难,排便费力,便不尽,肛门堵塞感。

(2)患者用手托起会阴部或将手伸入阴道以阻挡直肠前壁突出能改善症状。

(3)部分患者排便时肛门和会阴部有坠胀感,或有肛门疼痛。

(二)体格检查

(1)做排便动作时可见阴道后壁呈卵圆形凹陷。

(2)直肠指诊:在肛管上方的直肠前壁可触及膨出的薄弱区,做排便动作,可使薄弱区向前方突出更明显,重者可将阴道后壁推至阴道外口。

四、辅助检查

(一)排便造影

诊断直肠前突的首选检查。用力排便时直肠前下壁向前突出呈囊袋状,边缘光滑。如前突深度超过 2 cm,其囊袋内多有钡剂潴留;如合并耻骨直肠病变,则多呈鹅头征。

(二)球囊逼出试验

球囊排出时间延长,常超过 5 分钟(正常 1 分钟),或不能排出。

(三)直肠测压

直肠前突患者多表现为直肠顺应性增大,感觉阈值升高。

五、鉴别诊断

高位直肠前壁膨出应与阴道后疝鉴别。阴道后疝是指阴道和直肠之间的腹膜囊疝,其内容物为小肠、乙状结肠或大网膜等。患者多有盆腔的坠胀感,站立式症状可加重。

嘱患者做 Valsalva 动作进行双合诊检查可鉴别。患者站立有下坠感时用拇指和示指同时做直肠和阴道的检查,若两指间感觉饱满,表明有阴道后疝。

六、手术治疗

手术的原则是修补缺损,消灭薄弱区。

(一)适应证

(1)有典型的出口梗阻型便秘症状,并有手助排便病史。

(2)排便造影中直肠前突≥3 cm,并且前突内钡剂有一半潴留。

(3)经规范保守治疗 3 个月以上无效。

(二)术前准备

(1)完善术前常规检查。

(2)术前 1 天口服聚乙二醇电解质散进行肠道准备。

(3)术晨清洁灌肠。

(三)手术方式

直肠前突修补手术自 20 世纪初开展以来,国内外学者报道的术式较多。根据修补手术入路的不同可分为经直肠、经阴道、经会阴和经腹部 4 类。综合国内外报道对 4 种入路手术的患者选择和疗效上均无显著性差异。近年来也有一些如直肠黏膜环切术、直肠黏膜下注射、直肠黏膜胶圈套扎等手术疗法的报道,但远期疗效多不满意。多数学者认为应同时治疗其他肛肠伴随疾病,以改善症状,提高疗效。

1.经直肠入路直肠前突修补

(1)经直肠闭式修补:该术式于 20 世纪初最早采用于保守治疗无效的直肠前突患者,由于操作简便,并发症少等优点而一直被传承使用,并不断得到改进。其主要适用于中低位中度直肠前突。Block 术为常用的改良术式,是用连续锁边缝合的方法,在直肠前壁薄弱区缝合黏膜和黏膜下肌层,使之压榨后坏死、形成新鲜创面,有利于伤口愈合。须注意缝合必须紧密,自齿状线上 0.5 cm 向上纵行连续缝合黏膜及肌层,直至耻骨联合水平,两侧包括肛提肌边缘,在直肠前突缺损以外正常组织处进针,上窄下宽,使折叠组织呈塔形,以免在上端形成黏膜瓣。

(2)经直肠开放式修补:该术式因具有同时治疗伴随其他肛管疾病以及重建肛管直肠角等优点而被广泛推广。

(3)经直肠黏膜补片修补:由于直肠内粪便和分泌物的污染,容易造成伤口感染,以至于手术失败和直肠阴道瘘的发生,故该术式临床采用较少。

2.经阴道入路直肠前突修补

(1)经阴道后壁切开修补:经阴道后壁切开修补直肠前突的方法因具有手术野显露清楚、肠道准备简单、感染率低、恢复排便快、操作方法简单等优点而迅速在国内外推广。该术式因不便同时处理其他伴发肛肠疾病以及并发症较高等因素而在临床选择中受到一定的限制。但又因该术式更有利于改善前突症状,近年来临床上推荐采用较多。由于医师的习惯和经验不同,切开缝合的方式各异,但疗效上无显著差异。国内外采用经阴道后壁切开修补治疗直肠前突的患者较多。手术一般采用截石位,置入阴道撑开器,用 1∶20 万单位的肾上腺素盐水浸润阴道上皮,纵切口或横切口,锐性分离皮瓣,上至盆底腹膜外,两侧暴露肛提肌角,荷包缝合关闭 Douglas 陷窝;用慢吸收缝线缝合肛提肌至中线,并加强耻骨直肠肌,并且要牵带部分直肠肌层,加强重建直肠前壁。因产伤导致的肛门内外括约肌损伤需同时行括约肌成形术,如果直肠前突伴有内括约肌失弛缓症则可行内括约肌部分切断术。直肠前突伴有阴道后壁疝需将阴道后穹隆固定至骶棘韧带上。

(2)经阴道闭式修补:通过阴道后壁黏膜折叠或荷包缝合的方法加固直肠阴道隔,从而缩小前突的囊袋,以缓解症状。

(3)经阴道补片植入修补:该术式临床开展时间短,尚缺乏远期疗效和大量患者的报道,远期疗效和手术并发症还有待于进一步观察。

3.经会阴入路直肠前突修补

(1)经会阴直肠阴道隔折叠加固法：该法具有无菌切口、恢复快等优点；但因手术损伤大、术野暴露欠佳、操作难度较大等因素而受到临床推广限制。

(2)经会阴补片植入法：经会阴补片植入法治疗直肠前突临床开展时间不长，国内外相关研究报道不多。

4.经腹腔镜直肠阴道固定术

采用腹腔镜下缝合固定直肠后壁和松弛的阴道黏膜，以缩小或消除直肠前壁囊袋。

5.痔吻合器直肠黏膜环切术

采用痔吻合器行直肠黏膜环切术治疗直肠前突是近几年兴起的新技术，通过切除一定宽度直肠黏膜及黏膜下层，缩小了直肠前突的宽度和深度而改善症状。该术式操作简便、创伤小、痛苦轻、术后恢复快；同时可解决部分直肠黏膜脱垂及内痔，因而在临床上得到较为普遍的推广应用。

6.其他手术治疗

(1)注射治疗：临床上采用硬化剂直肠黏膜下注射的方法治疗直肠前突，其对改善出口梗阻症状有积极意义。

(2)直肠黏膜点状结扎及胶圈套扎术：行直肠黏膜点状结扎及胶圈套扎治疗能缓解直肠黏膜松弛状态，减少直肠潴留，改善临床症状，多作为辅助手术治疗或暂时改善临床症状使用。术式把经直肠闭式修补术和内括约肌闭式切断术有机结合，从而有效改善直肠前突症状。

(3)结扎注射切开三步组合法：通过同时进行直肠前突区黏膜点状结扎、直肠黏膜下硬化剂注射、直肠前壁闭式潜行切断内括约肌下缘三步治疗直肠前突。该法通过多种方法共同干预前突症状而提高疗效，但目前报道患者尚少，有待进一步研究。

(四)手术后并发症

(1)直肠前突修补的并发症报道较少，以尿潴留最多见。

(2)少有并发直肠阴道瘘的报道。

(3)经阴道修补因未切除多余直肠黏膜，故手术后易导致直肠黏膜脱垂；经肛门手术由于多余黏膜切除不足也会导致直肠黏膜脱垂的发生。

(4)黏膜瓣感染及坏死的比例在 $0.2\%\sim5.5\%$，而硬化剂直肠黏膜下注射最需要关注的是局部组织的感染和坏死。

(5)直肠黏膜环切术及直肠黏膜结扎术的主要并发症是术后出血，术前充分作好阴道和肠道准备以及术中、术后充分止血对预防该项并发症的发生有重要临床意义。

七、诊治要点

(1)直肠前突的手术并不复杂,但术前谨慎地进行鉴别诊断非常重要。

(2)术前应行结肠传输试验以除外慢传输型便秘,另外应详细询问病史以除外患者精神及药物等因素导致的便秘。

(3)单纯直肠前突较少,多合并有直肠内套叠、耻骨直肠肌综合征、会阴下降等。治疗时应同时治疗合并症,否则将影响疗效。

八、注意事项

(1)经直肠闭式修补直肠前突手术时,仅需在直肠前壁薄弱区缝合黏膜和黏膜下肌层,切勿贯穿阴道,避免造成直肠阴道瘘。

(2)注射治疗时,硬化剂注射应于直肠黏膜下,注射药量不宜过多,避免局部组织的感染和坏死。

(3)采用痔吻合器行直肠黏膜环切术治疗直肠前突时,注意荷包缝合,将所要切除的直肠黏膜完整拉入钉仓,避免形成直肠口袋症。

九、健康教育

(1)建立良好的生活习惯,勿食用辛辣刺激食物,注意多饮水,多食含粗纤维食物。

(2)养成定时排便的习惯,每天做腹部按摩:以肚脐为中心,顺时针按摩腹部10~15分钟,3次/天,以帮助肠蠕动。

第二节　盆底失弛缓综合征

排便时,盆底肌(主要由肛门外括约肌、耻骨直肠肌组成)不能反射性松弛,导致排便困难者,称为盆底失弛缓综合征。临床主要包括盆底痉挛综合征与耻骨直肠肌综合征。盆底痉挛综合征是指用力排便时,肛门外括约肌、耻骨直肠肌不但不松弛反而呈反常的过度收缩,使粪便在直肠内滞留难以排除,导致顽固性便秘。其与排便不良习惯有关,属于神经肌肉调节紊乱。耻骨直肠肌综合征是一种以耻骨直肠肌痉挛性肥大,致使盆底出口处梗阻为特征的排便障碍性疾病。组织学改变为耻骨直肠肌肌纤维肥大。病理生理学变化是耻骨直肠肌反常收缩和耻骨直肠肌肥厚,两种病理生理学变化同时存在。

目前,高分辨率肛管直肠测压技术应用于临床。其使用高分辨率直肠肛管3D测压通过256个传感器可检测到肛管括约肌各个方向的压力值,形成三维空间轮廓图,结合时空地形图,完整的记录直肠肛管动力数据,可提供动力学的生理图和分析曲线,有助于评价括约肌的功能,三维空间结构在界面中可呈现360°旋转,哪个方位有收缩或松弛障碍,均可准确定位。目前国内外专家使用的测压仪器、方法不一致,故所报结果亦不一致,但总体上看,盆底痉挛综合征及耻骨直肠肌综合征的患者肛管的静息压、最大收缩压明显高于正常人,肛管的长度增加,直肠括约肌的松弛反射消失、减弱或异常。

一、病史和体检

(一)临床症状

患者均有排便困难,多为缓慢的、进行性加重的排便困难。在排便时需过度用力,往往越用力粪便排出越困难,部分患者在排便时大声呻吟,大汗淋漓;排便时间较长,有些需半个小时以上。每次排便量少,患者在排便后仍有便意,下坠感和直肠下段重压感,部分患者便次频繁;部分患者借助泻剂排便,泻剂的用量随病程延长而越来越大;部分患者用手指插入肛门刺激或用水灌肠才能排便。

(二)体检

直肠指诊发现肛管张力较大(指套样感觉),有时手指插入肛门较困难,需用力方能通过肛管。肛管直肠环较肥大,肛管较长。做提肛动作时,耻骨直肠肌后缘向前上方收缩,肛直角进一步缩小。做排便动作时,耻骨直肠肌后缘不松弛反而向前上方收缩,停止排便动作后肛管可松弛。

二、辅助检查

(一)盆底肌电图

盆底肌电图检查是用针电极、柱状膜电极或丝状电极分别描记耻骨直肠肌、外括约肌在静息状态下、用力收缩肛门、模拟排便时肌电活动特征。用于了解盆底肌肉的功能状态及神经支配情况。

耻骨直肠肌痉挛及肥厚的患者,肌电活动减弱,动作电位下降,时间缩短,肌纤维放电密度增加。耻骨直肠肌痉挛及肥厚伴有直肠前突、直肠内脱垂的患者肌电图表现复杂,呈混合型损害,既有神经损害特征,又有肌源性损害的表现,治疗困难,预后较差。

(二)球囊逼出试验

球囊逼出试验的测试方法:将导尿管插入球囊内,用线扎紧球囊末端,球囊外部浸水润滑,将球囊插入直肠壶腹部,注入 37 ℃温水 50 mL 或 50 mL 空气,用夹子夹住导管。在注水(气)过程中,询问患者有无便意感,刚开始引起便意时,记录注入的水(气)量(直肠感觉阈值)。嘱受试者取习惯排便姿势尽快将球囊排出,同时记录排出的时间(正常在 5 分钟内排出)。球囊逼出试验临床多用于鉴别出口处阻塞和排便失禁。

球囊逼出试验可用来判断直肠的感觉是否正常,又可判断肛门括约肌的功能。如肛门括约肌受损无括约功能,而球囊可自行滑出肛门,或轻微的增加腹压后即可将球囊排出。该检查有助于判断直肠及盆底肌的功能有无异常。

球囊试验阳性者,应怀疑是否为耻骨直肠肌痉挛、会阴下降综合征、直肠前突及直肠黏膜脱垂。

(三)结肠传输试验

该检查是了解结肠传输功能的一种动力学检查方法。检查前 3 天禁服泻药及对肠功能有影响的药物和刺激性食物。于检查前 1 天上午 8 点口服含 20 粒标志物胶囊 1 枚,此后每隔 24 小时拍腹部平片 1 张至第 3 天为止。检查期间生活及饮食习惯不变,每天记录存留在右、左半结肠及直肠、乙状结肠的标志物粒数。诊断标准是以 72 小时后大肠仍存留 4 粒(20%)以上标志物为运输异常。

传输标志物在直肠上段和(或)乙状结肠停留的时间延长,在排除了其他出口梗阻型便秘的情况下,能较好地反映耻骨直肠肌综合征的严重程度。

(四)排便造影

排便造影是诊断盆底痉挛综合征和耻骨直肠肌综合征的重要手段,特别对肛直角的大小变化有重要的诊断意义。肛直角主要代表的是耻骨直肠肌的活动度。静息状态下,耻骨直肠肌呈轻度收缩状态,肛直角呈 90°左右。用力排便时该肌松弛,肛直角增大,为 140°左右,以利排便。若用力排便时耻骨直肠肌不松弛反而加强收缩,甚至持续痉挛,则肛直角不增大,或者反而变小,即可诊断为盆底失弛缓综合征。用力排便时肛直角不增大、耻骨直肠肌压迹和搁架征是盆底失迟缓综合征的典型 X 线征象。

(五)计算机体层显像

可以测量肌肉的厚度。耻骨直肠肌综合征患者的耻骨直肠肌厚度与正常人相比较,两者的差异非常显著。

三、鉴别诊断

(一)便秘型肠易激综合征

这类患者的便秘与腹痛和腹部不适相伴随,可表现为发作性或持续性,结肠传输试验多为正常,患者的便秘与内脏高敏感和肠道动力紊乱有关。

(二)产后便秘

产后便秘是指由产后胃肠道蠕动减慢、直肠肛门末端淤血水肿、会阴侧切或撕裂疼痛、精神压力增大等多种原因引起的排便次数减少或粪便干燥难以排出。

四、手术治疗

保守治疗无效,可考虑手术治疗。手术效果多不确切,因排便是整个盆底肌协调运动的结果,所以治疗排便困难单独切断或处理某一肌肉效果较差,且术后瘢痕有可能使症状加重。

(一)耻骨直肠肌部分切除术

自尾骨尖向下至肛缘方向做切口,长 4～5 cm。逐层切开皮肤、皮下各层,显露尾骨尖(耻骨直肠肌上缘标志)。术者左手示指伸入直肠,扪及后正中位肥厚的耻骨直肠肌,并向切口方向顶起。仔细辨别耻骨直肠肌与外括约肌深部,弯止血钳游离耻骨直肠肌,达外括约肌深部上缘,同时注意止血。用弯血管钳将耻骨直肠肌上缘分离出约 5 cm,自尾骨尖处将耻骨直肠肌用止血钳钳夹约 4 cm,在止血钳内部切除部分耻骨直肠肌,呈 V 形,尖端向下。断端缝扎止血。冲洗伤口后,观察有无活动性出血,放橡皮片引流,逐层缝合皮下及皮肤各层。

(二)闭孔内肌移植术

距肛缘 1.5 cm 处的坐骨直肠陷凹左右两侧各做一长约 5 cm 的切口。逐层切开皮肤、皮下组织及坐骨直肠陷凹的脂肪组织,术者左手示指插入直肠,在坐骨结节上 2 cm 处触摸到闭孔内肌下缘,用拉钩牵开坐骨直肠陷凹内的组织,在左手示指的引导下用尖刀切开闭孔内筋膜。用锐性和(或)钝性的方法游离闭孔内肌的下缘和后下部。将游离的闭孔内肌后下部,闭孔内肌筋膜缝合在肛管的每一侧的耻骨直肠肌、外括约肌深部和浅部之间。每侧缝合三针,即前外侧、正外侧和后外侧各缝合一针,三针缝合后一起打结。

(三)改良肛直环闭孔内肌缝合术

用两条胶布,胶布的一端分别粘贴在两侧臀部坐骨结节外侧皮肤。牵拉胶条的另一端并固定于手术台,使肛周充分显露。先于右侧坐骨结节内侧 0.5～1.0 cm 做一凹面向内的弧形切口,长约 3 cm。分离脂肪组织,直至显露括约肌的环形纤维,术者左手示指深入肛管内,触及肛管直肠环同侧肌组织,至耻骨直肠肌后出针,暂不打结,另取两个无损伤针线,在据此上下 1.0 cm 处各做一相同缝合,深度达黏膜下层,误穿透黏膜。左手示指沿右侧坐骨结节,向深部顺其坐骨支找到闭孔内肌,右手持夹无线空针持针器,带上从耻骨直肠肌穿出的线端,于同侧闭孔内肌的深部进针,向浅部腱膜处出针,待其余两针缝合完毕后,再与穿入肛直环的另一相应线端各自结扎,针距为 1.0 cm。用同样方法行左侧手术,两侧完成后直肠指诊肛管压力明显下降。

(四)耻骨直肠肌切断加皮下组织与直肠浆肌层缝合术

从尾骨尖处向下做正中切口,长 3～4 cm,逐层切开,暴露尾骨尖。术者左手示指插入直肠,向上顶起耻骨直肠肌,以弯钳挑起此肌束,不做分离而直接钳夹切断,残端结扎止血,冲洗伤口。将两侧的皮下组织经耻骨直肠肌残端与直肠浆肌层间断缝合,然后缝合皮肤切口。

耻骨直肠肌部分切除术是切除部分耻骨直肠肌以达到解除其痉挛性肥大,使便秘症状得以缓解的一种手术。但需要注意的是:耻骨直肠肌切断或部分切除术后的瘢痕可能进一步加重排便困难。

耻骨直肠肌切断加皮下组织与直肠浆肌层缝合术避免了分离切除耻骨直肠肌,能够消灭切口内无效腔,减少切口内积血,感染及窦道的形成概率,防止了耻骨直肠肌断端粘连而引起症状复发。

因手术指征、手术方式及疗效评价标准的不相同,故文献报道手术显效率差别较大,但疗效是显著的。耻骨直肠肌部分切除术的术后并发症包括大便失禁、切口感染及瘘管形成等。会阴下降牵拉损伤支配外括约肌的阴部内神经,导致随意缩肛功能明显减弱,此时切断耻骨直肠肌易发生大便失禁。耻骨直肠肌周围脓肿未处理好,则术后易形成肛瘘。单纯耻骨直肠肌切断或切除长度不够时,术后可因断端粘连而复发。多次手术使瘢痕化严重或感染破坏了肛管直肠的顺应性从而导致术后效果不佳。长期便秘导致的黏膜内套叠、会阴下降等因素不能同时处理。

五、注意事项

(1)盆底失弛缓综合征易于诊断却难以治疗,手术治疗应该慎重,建议首选生物反馈治疗或生物反馈结合扩肛治疗。

(2)目前有关生物反馈的文献资料中治疗方案不统一,所用设备存在差异,纳入标准以及评价标准也存在不同之处,尽管研究报道生物反馈疗法治疗盆底失弛缓综合征是有益的,但尚缺乏高质量的研究。

(3)心理因素导致盆底动力异常,并影响治疗效果,因而心理干预在盆底失弛缓综合征中的治疗中不容忽视,仍需要进一步研究。

六、健康教育

(1)建议患者不要抑制便意,养成按时排便习惯。如果经常抑制排便,排便反射会逐渐减弱,同时粪便积聚、水分减少、硬度增加,加重便秘症状。

(2)纠正不良生活饮食习惯,适量增加膳食纤维和饮水量,并遵循逐渐加量的原则。

(3)适度增加体育活动,可以增加腹肌和盆底肌的力量,增加腹内压力,促进肠蠕动。

(4)对合并心理障碍的患者,在使用通便药的同时,要指导患者纠正心理问题,给予支持性的心理护理。

(5)生物反馈治疗前跟患者的沟通、加强患者治疗的信心对愈合也有一定影响,本病的治疗周期长,需要医务工作者和患者共同坚持,良好的沟通在排便困难性疾病中是非常必要的。

第三节　结肠慢传输型便秘

慢传输型便秘主要是由多种疾病引起的一组症状,结肠内容物传输缓慢所引起的便秘,结肠、直肠未发现明显器质性病变为特征的一种排便障碍。

慢传输型便秘患者的结肠常规的病理检查发现:结肠肌间神经变性、黏膜炎症和肌萎缩是主要的病理变化,分别为 7%～7.3%、约 5.0%、4%～7.7%。已有研究证明长期滥用蒽醌类刺激性泻剂可以损伤肠壁内神经丛,导致肠神经节、神经纤维、神经递质异常改变,最终导致慢传输型便秘。所以,慢传输型便秘患者的大多数结肠有不同程度的形态学异常,这是出现传输减慢的病理基础,也是应用全结肠切除术治疗慢传输型便秘的理论依据。

一、病因

(一)肠道功能性病变

(1)先天性或者继发性巨结肠。

(2)结肠无力、憩室病、巨直肠等。

(二)肠道外病变

(1)抑郁症、精神病。

(2)神经性疾病:帕金森病、脊髓损伤等。

(3)内分泌与代谢性疾病:甲状腺功能低下、糖尿病、垂体功能减退、脱水等。

(4)医源性因素:长期服用刺激性泻药、抗抑郁药、抗胆碱药等。

(5)饮食与习惯不良:饮水少、缺乏锻炼、食物中粗纤维少,旅行、忽视便意等。

二、病史及体检

(一)临床表现

症状为大便次数减少,便意消失,伴腹胀。病因不清,症状顽固,多发于育龄期妇女,而且随着时间的推移其症状逐渐加重。流行病学调查发现功能性便秘在我国的发病率为 10%~15%,而其中慢传输型便秘占 4%~5.5%。

(二)体检

(1)体格检查。

(2)肛门直肠检查。

(3)结肠传输功能实验:为诊断的首要方法,也是最重要的依据。

(4)电子结肠镜:排除肠道器质性疾病。

(5)排便造影、肛管直肠压力测定、盆底肌电图检查:鉴别是否合并有出口梗阻型便秘。

三、诊断标准

(1)罗马Ⅲ诊断标准——符合下列中的两项以上:①超过 1/4 时间排便需用力;②超过 1/4 时间排便为硬便或块状便;③超过 1/4 时间有排便不净感;④超过 1/4 时间排便时有肛门直肠堵塞感;⑤超过 1/4 时间排便需人工方法辅助;

⑥每周少于 3 次排便。

如果不使用泻药,稀便很少见到,诊断肠易激综合征的依据就不充分。在诊断前 6 个月出现症状,最近的 3 个月满足诊断标准。

(2)罗马Ⅱ诊断标准符合下列中的两项以上:①超过 1/4 时间排便需用力;②超过 1/4 时间排便为硬便或块状便;③超过 1/4 时间有排便不净感;④超过 1/4时间排便时有肛门直肠堵塞感;⑤超过 1/4 时间排便需人工方法辅助;⑥每周少于 3 次排便。症状要求时间是 1 年内累积达 12 周。

四、手术治疗

(一)手术方式

(1)全结肠切除、回-直吻合术。

(2)保留回盲瓣的结肠次全切除、盲直肠端-端吻合术。

(3)肠段切除术。

(4)结肠旷置术。

(5)阑尾切除后经盲肠插管顺行结肠灌洗。

(6)回肠或乙状结肠造口等。

(二)手术适应证

对于慢传输型便秘患者手术治疗应严格掌握手术适应证,一般认为只有在内科治疗无效,患者便秘症状严重,影响正常的生活工作学习,患者强烈要求手术的情况下,才考虑手术。陈斌等对 13 例慢传输型便秘患者行结肠次全切除术,术后症状明显改善,大便 1～3 次/天,成形。6 例短期内大便次数增多,4～8 次/天,对症治疗 2～3 个月后大便成形,便次减少。随访 3～5 个月,大多恢复正常工作和生活。全结肠切除术后 83.3% 的患者在术后半年大便次数正常,主要原因是结肠慢传输型便秘患者可能全胃肠道传输功能都减慢。因此,全结肠切除术是治疗慢传输型便秘的有效方法。近年来,腹腔镜全结肠切除术具有创伤小、疼痛轻、住院短和恢复快的优点,在国外已广泛采用。

五、注意事项

(1)慢传输型便秘往往是某种原发病的症状,解决原发病才是主要的问题。

(2)慢传输型便秘有时是不可逆的,需要长期的关注,手术指征必须严格把握。

(3)术前应与患者沟通,告知手术愈后的各种情况,待患者充分理解后再行手术比较稳妥。操之过急进行手术,若患者症状改善不明显造成的痛苦不言而喻。

六、健康教育

(1)避免长期口服刺激性泻剂、抗胆碱药物,避免引起医源性慢传输型便秘。

(2)纠正不良生活和饮食习惯及排便习惯,此问题几乎是所有排便困难相关性疾病的老生常谈,越是反复强调的问题,却经常被忽视。鼓励患者制定安排饮水及摄入纤维素的计划表,直观且量化的表格从某种程度上能够提高患者的依从性。

第六章

肛肠先天性疾病

第一节　先天性巨结肠

先天性巨结肠为国内许多参考书及文章中广泛应用的名称,但按国际上惯用及病理基础应称为 Hirschsprung 病(Hirschsprung disease,HD)或无神经节细胞症更为准确。HD 为常见的小儿消化道畸形之一,发病率为 1:(2 000~5 000),男女比例为 4:1,位居消化道畸形的第 2 位,临床表现主要是胎粪排出延迟、顽固性便秘和腹胀,常并发完全性或不完全性肠梗阻和小肠结肠炎等,可影响患儿生活质量及生长发育,严重者甚至危及患儿生命。

一、病史与体检

(一)病史

(1)HD 患儿的临床表现因年龄而有相应差异,大多数患者在出生后 1 周内发生急性肠梗阻。

(2)90%的 HD 患儿在出生后 24~48 小时没有胎粪排出,或只有少量,必须灌肠或其他方法处理才有较多胎粪排出。

(3)呕吐为常见症状,次数不多、量少,亦可频繁不止。

(4)腹胀,多为中等程度。

(5)若患儿有腹泻、发热、腹胀加重及大便恶臭等临床表现,此时应考虑 HD 并发小肠结肠炎的可能。为 HD 严重并发症,死亡原因中约占 60%因小肠结肠炎所致。

(二)体格检查

(1)腹部查体:腹部膨胀,严重时可见皮肤发亮,静脉扩张,往往可见肠型及肠蠕动,听诊肠鸣音存在。

(2)直肠指诊:内括约肌紧缩,壶腹部有空虚感,如狭窄段较短,有时可触及粪块,拔指后有爆破样排气、排便,此为 HD 患儿的典型表现。

二、辅助检查

(一)腹部 X 线

腹部 X 线为简单易行的初步检查方式,在病变肠段以上肠管扩张,内含有气体和液性粪便,呈气液平面,而在病变肠段少有气体,则小骨盆区内无气体阴影,为典型低位肠梗阻征象,新生儿时期 HD 主要表现为肠管广泛胀气。但其分辨率、特异性不高,且容易受临床医师个人水平等因素的影响。

(二)X 线钡剂灌肠

钡剂排空延迟是重要的影像学征象,即 24 小时钡剂潴留达 20% 或以上,X 线钡剂灌肠可见整个肠腔边缘呈尖刺状,肠壁轮廓毛糙,是并发结肠炎的表现。X 线钡剂灌肠可作为 HD 患儿的首选检查方法,不仅可以明确病变的范围、部位、肠管扩张情况及钡剂排出情况,同时有助于鉴别诊断,而且对于选择合适的治疗方法有较高的临床指导价值。

(三)直肠肛管测压

具有安全、无创、较高的特异度和灵敏度等优点,已成为诊断新生儿 HD 的一种常用方法,直肠肛管抑制反射对 HD 诊断有重要价值。HD 患者此反射消失。直肠肛管抑制反射消失是诊断 HD 重要的非侵入性检查,诊断准确性在儿童组高达 95% 以上,新生儿亦有 60%～85%。然而新生儿,特别是早产儿,由于肠神经未发育完全,可在出生后数天内不出现括约肌松弛反射以及技术操作人员的熟练程度等因素可能造成假阴性结果,此时就需要重复测压以降低漏诊率。

(四)直肠黏膜吸引活检组织化学检查

该方法是确诊 HD 的“金标准”。病变肠段神经节细胞缺如是 HD 病理组织学诊断的主要标准。目前最常用的病理检查方法是苏木精-伊红染色和乙酰胆碱酯酶染色。

三、鉴别诊断

(一)单纯性胎粪便秘或称胎粪塞综合征

症状同 HD,胎粪排出延迟,但直肠指诊、开塞露刺激或盐水灌肠后可排出多量胎粪,从此不再发生便秘。

（二）先天性肠闭锁

尤其远端回肠闭锁,为低位肠梗阻表现,直肠指诊可见少量灰绿色分泌物,灌肠后无大量胎粪排出,钡剂灌肠可供鉴别。

（三）新生儿坏死性小肠结肠炎

多见于早产儿,出生后曾有窒息、缺氧、休克病史,有便血,X 线片可见肠壁气囊肿,HD 则罕见。

（四）新生儿腹膜炎

因败血症、脐部感染等原因引起腹膜炎,可有腹胀、呕吐、少便或腹泻;与 HD 并发症小肠结肠炎相似。

（五）甲状腺功能低下症

为新生儿原发性或继发性甲状腺功能低下引起的腹胀、便秘。患儿较安静,少哭闹,生理性黄疸消退延迟,甲状腺素生化指标异常。

四、手术治疗

（一）适应证

（1）无神经节细胞症的治疗除部分短段型外,一般均应手术治疗。

（2）对于伴有小肠结肠炎或全身条件差或全结肠型的患儿应先行结肠造口术。

（二）术前准备

（1）纠正脱水与电解质失衡、酸碱平衡失衡。

（2）改善患儿营养状况。

（3）连续的生理盐水灌肠及远端直肠扩张。

（三）经典手术方式

（1）脱出型直肠、乙状结肠切除术。

（2）结肠切除、直肠后结肠拖出术。

（3）直肠黏膜剥离、结肠于直肠肌鞘内拖出切除术。

（4）结肠切除、盆腔内低直肠结肠吻合术。

（四）微创手术

腹腔镜辅助巨结肠根治术 1995 年 Georgeson 等首先对腹腔镜 Soave 根治术治疗 HD 进行了报道,并取得良好的临床疗效。腹腔镜与传统开腹手术相比,具有术野清晰、创伤小、手术感染风险低、肠道功能恢复快等优点,其中最大优点是其美容效果可以与 NOTES 相媲美,但其不适用于腹腔广泛粘连、腹胀明显无法建立气腹者,以及不能耐受二氧化碳气腹者。

(五)其他治疗

神经干细胞移植是治疗 HD 一个新的领域,初步的动物实验表明异体和自体的干细胞移植是可行的。目前可用于治疗 HD 的干细胞有胚胎干细胞、中枢神经系统来源的神经干细胞、神经嵴干细胞、肠神经系统祖细胞、其他胚层来源的干细胞等,研究发现移植细胞能够协调肠环形肌层钙离子活动,并部分恢复肠管的收缩性。

五、注意事项

(1)HD 病因复杂,为多基因、多因素影响的遗传性疾病,同时受到环境因素和肠壁微环境的影响。其诊断主要依据患儿的临床表现和相关影像学检查,直肠黏膜乙酰胆碱酯酶染色检查及活检是确诊的"金标准"。该病一经确诊,在条件允许的情况下应尽快手术。

(2)完全切除病变肠管是目前 HD 病的最好治疗方法,手术时机依赖于患儿的病情及对初步治疗的反应。生理盐水灌肠,能迅速减轻结肠内的压力,达到有效治疗效果。对病情不稳定的患儿,结肠造口是安全的治疗手段。病情稳定有轻微小肠结肠炎病史的儿童经过一段时间的清洁灌肠后,可以行根治性手术。

(3)应用内服中药结合扩肛治疗超短段型和短段型患儿,疗效达 70% 以上。长段型患儿可不需灌肠而应紧急行结肠造口术。结肠造口位置选择在移行段,可避免 3 次手术治疗。

六、健康教育

(1)绝大多数先天性巨结肠症的患儿需手术治疗。所以听从医嘱、合理治疗很重要。

(2)对于暂时不能确诊的患儿,家长要有思想准备及足够的耐心,遵医嘱定期复查,直至确诊或被排除诊断,这个过程一般可在 1 岁之内完成。

(3)先天性巨结肠手术后,孩子的大便往往不会立即正常,需要一个比较长的适应与恢复过程。大多数孩子手术后会出现大便次数增多及稀水样大便等现象,术后早期可达每天 10 次以上,需经过耐心的调养,大便才会逐渐成形,大便次数也会慢慢恢复正常。

第二节 先天性肛门直肠畸形

先天性肛门直肠畸形是新生儿外科最常见的消化道畸形,发病率为 1：(2 500～5 000),男性患儿的比例略高。女性患儿最常见的是直肠前庭瘘,而男性患儿最常见的缺陷是直肠尿道瘘型。所有先天性肛门直肠畸形中肛门闭锁无瘘者发生率为 5%,其中 95% 的患儿同时患有唐氏综合征。

肛门直肠畸形的发生是正常胚胎发育期发生障碍的结果。引起肛门直肠畸形的原因尚不清楚,泄殖腔膜及邻近的泄殖腔背侧发生缺陷被认为是导致先天性肛门直肠畸形的最早原因。先天性肛门直肠畸形的家族性发病表明其有遗传因素,尽管家族性发病率不高,但确实存在常染色体显性遗传模式。

一、分类

以往普遍使用 1984 年的 Wingspread 分类,根据直肠盲端的位置分为高、中、低位。1995 年 Peña 根据瘘口类型及临床实用性提出了新的分类(表 6-1)。2005 年在德国 Krickenbeck 举行的先天性肛门直肠畸形国际会议将两者合并而确定了新的 Krickenbeck 分类(表 6-2)。

表 6-1　Peña 分类(1995)

男性	女性
会阴(皮肤)瘘	会阴瘘
直肠尿道瘘	前庭瘘
球部瘘	一穴肛
前列腺部瘘	共同管≤3 cm
直肠膀胱瘘	共同管＞3 cm
无瘘	无瘘
直肠闭锁	直肠闭锁
复杂畸形	复杂畸形

表 6-2　Krickenbeck 分类(2005)

主要临床分组	少见或地区性类别
会阴(皮肤)瘘	直肠闭锁或狭窄
前列腺部瘘球部瘘	直肠阴道瘘
直肠膀胱瘘前庭瘘	H 形瘘
泄殖腔畸形	其他
无瘘	
肛门狭窄	

二、病史及体检

(一)病史

一般表现为出生后 24 小时无胎粪排出或少量胎粪从尿道、会阴瘘口排出，患儿早期即可出现恶心、呕吐，呕吐物含胆汁，甚至为粪样物，2～3 天后逐渐出现腹胀及低位肠梗阻表现。合并有瘘管畸形者尿液中、阴道口有粪便排出，粪便经常污染会阴，可伴有泌尿、生殖系统感染症状。

(二)体格检查

原正常肛门处无肛门开口，低位肛门闭锁者可见该处膜状组织覆盖，婴儿啼哭时可扪及冲击感；合并有瘘管者可于会阴皮肤、阴道前庭、舟状窝处见瘘管开口。男孩需要检查会阴中线与阴囊中缝有无瘘管开口，可能位于皮下或皮肤表面，内含胎便，尿液中含胎粪则表明直肠尿道瘘的存在。女孩关键是确定会阴处开口的数目及位置，以下情况易发生误诊或漏诊：单独一个开口的一穴肛，前庭瘘误诊为阴道瘘或被漏诊。

三、辅助检查

(一)倒立侧位 X 线片

对于无瘘管的患儿，在出生后 12～24 小时后行倒立侧位 X 线片，先俯卧抬高臀部 5～10 分钟，使气体到达直肠末端，在肛门凹陷处固定一金属标记。于倒立或俯卧抬高臀部侧位摄片，在此 X 线片上有两个经典的标记线：P-C 线(骶-耻线)、I线(坐骨线，即坐骨的最低点与 P-C 线的平行线)。直肠盲端高于 P-C 线即高位，如位于 P-C 线与 I 线之间为中位，如低于 I 线则为低位。

(二)超声检查

可显示直肠盲端与肛门皮肤之间距离，观察瘘管走向、长度。

(三)瘘管或尿路造影

可见造影剂充满瘘管或进入直肠,对确定诊断有重要价值。瘘管造影可以确定瘘管方向、长度和直肠末端的水平。

(四)盆部磁共振成像和计算机体层显像

盆部磁共振成像和计算机体层显像三维重建不但能了解畸形位置,而且能够诊断骶椎畸形及观察骶神经、肛提肌、肛门括约肌的发育情况,也可作为术后随访的手段之一。

此外,约 50% 的先天性肛门直肠畸形患儿合并其他畸形,直肠盲端位置越高,合并畸形率越高,有些甚至可危及生命。约 1/3 患儿合并有心血管畸形,最常见的病变是房间隔缺损和动脉导管未闭,其次为室间隔缺损、法洛四联症。消化道畸形中最常见的是食管、气管畸形,包括 Vacter 综合征(脊柱、食管闭锁,肾、气管食管瘘,四肢畸形)。十二指肠闭锁也较常见。1/3～1/2 患儿合并有泌尿生殖畸形,最常见的是膀胱输尿管反流,其次是肾缺如或发育不良。女性患儿可有子宫畸形,如双角子宫、双子宫以及阴道异常。其他畸形还包括脊柱(骶椎、腰椎、脊髓)畸形、染色体畸形等。

先天性肛门直肠畸形合并畸形发生率高且可影响生存率,在出生后最初 24 小时,需全面查体及完善辅助检查以做出全面评估。

四、治疗

(一)术前综合评估

(1)患儿一般情况及手术耐受力。

(2)直肠盲端位置、瘘管开口位置。

(3)合并的畸形及其对生长发育的影响。

(4)综合考虑医院设备条件及术者经验。

(二)手术原则

(1)挽救患儿生命。

(2)术中保留耻骨直肠肌和肛门括约肌,减少副损伤。

(3)对早产儿、未成熟儿及合并严重心血管畸形患儿要简化手术、分期手术。

(4)重视首次手术,术式选择恰当。

(三)经典手术方式

(1)肛门扩肛:适用于肛门狭窄。

（2）会阴肛门成形术：适用于会阴瘘、肛门闭锁（低位无瘘）和直肠前庭瘘。

（3）后矢状入路肛门直肠成形术：适用于直肠尿道瘘、阴道瘘、一穴肛和较高位置无瘘的肛门闭锁。

（4）腹腔镜辅助下腹（骶）会阴直肠肛门成形术：适应证与后矢状入路肛门直肠成形术相同，此法的优点在于瘘管及周围组织暴露清晰、可精确地判断直肠拖出位置及大大减少了开腹及会阴切口的创伤。

近年来，有医师主张在新生儿期行一期肛门成形术，这样术后排便功能会更好。低位先天性肛门直肠畸形可在新生儿期行肛门成形术。

一穴肛的手术方法：一穴肛是女性患儿先天性肛门直肠畸形最复杂及独特的类型，手术要重建会阴所有组织结构，包括尿道、阴道及肛门（最困难的是阴道重建），以达到良好的排尿功能、排便功能及生殖功能。故需要医师有精细的解剖操作技术、充分的创造力、想象力及丰富的经验。但由于一穴肛畸形的复杂程度不一，部分患儿难以获得理想的生活质量，常合并各种功能性后遗症。

根治术前需要内镜探查共同管的长度，行造影及三维重建 3 个系统的相互关系。根据共同管的长度分为两类：≥3 cm 者多见，常不需开腹；>3 cm 者需后矢状入路肛门直肠成形术同时行开腹手术。

五、并发症

（一）肛门失禁

轻者腹泻时肛周污粪，重者排便不能控制。失禁原因有些属于先天发育缺陷，有感觉、运动障碍，也有手术后遗症所致，如拖出直肠盲端未通过耻骨直肠肌环中心，术中损伤盆丛神经或术后瘢痕影响肛门闭合。

（二）肛门狭窄或阴道狭窄

术后感染、直肠回缩，肛门瘢痕愈合所致。规律扩肛一般可预防或治疗轻度狭窄；严重者可导致继发性闭锁，需再次手术。

（三）直肠黏膜脱垂

手术中缝合固定直肠、适当裁剪直肠及成形肛门时保持少许张力或有助于减少其发生。脱垂严重或形成溃疡者需手术处理。

（四）尿道损伤

尿道损伤包括尿道、输尿管、输精管、精囊。术前经造瘘口造影至关重要。腹腔镜操作对于腹膜返折以下的瘘管较易残留直肠末端形成尿道憩室。男孩术

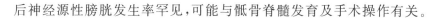

后神经源性膀胱发生率罕见,可能与骶骨脊髓发育及手术操作有关。

(五)便秘

便秘是最常见的后遗症,早期多因创伤、疼痛引起。术后肛门狭窄和直肠、乙状结肠扩张是主要原因。低位先天性肛门直肠畸形发生率较低,如处理不当可导致继发性巨结肠,存便过多后导致充盈性假性便失禁。症状严重、保守治疗无效,需再次手术前切除扩张的直肠和乙状结肠。

六、注意事项

多数先天性肛门直肠畸形患儿在接受手术后得以生存,做到术前充分评估,术式的选择得当,还应考虑手术医师的经验、患儿状态及现有的条件。然而术后保证其生活质量同样非常重要。因此,当前先天性肛门直肠畸形手术的目标是使患儿获得良好的排便、排尿和生殖功能及提高其社会适应性。

七、健康教育

肛门直肠畸形的治疗,除了采用手术治疗和正确的术后处理外,对有排便功能的患儿,还要对肛门功能进行长期、系统的随访和客观、准确的评估,并积极采取有针对性的排便训练,对出现的社会、心理问题,要取得多方配合,及时干预,以提高远期生活质量。

第三节　先天性大肠狭窄和闭锁

大肠管腔完全闭塞不通者称为闭锁,而部分闭塞或管腔狭小者称为狭窄。男性略多于女性,约1/3的患者为早产儿。

一、病因

大肠狭窄和闭锁的原因还不十分清楚。一般认为是由于肠管胚胎发育阶段腔化不全,血行障碍或炎症等原因引起,常分为隔膜型、盲段型、索带型、多节段型。一般说,肠闭锁及狭窄发生率不高。其中以十二指肠、回肠较多,结肠很少。据 Gross 报道,肠闭塞症 140 例,结肠仅 6 例,占 4.3%。而肠狭窄 71 例结肠只有 1 例。另外,肠闭锁症多伴有消化器官、泌尿器官、生殖器官等先天性畸形。

(一)胚胎时期肠道空化不全

过去根据 Tandier 学说,认为在胚胎发育第 5 周以前,消化管腔具有上皮细胞所覆盖的完整肠管。此后上皮细胞增殖极快,肠腔由于上皮细胞增殖而被闭塞,称为实质期。后来中间出现空泡,形成囊肿状空隙又互相联合,在胚胎 12 周时肠腔重新贯通,如空隙联合不完全,即形成闭锁或狭窄。近年来对这一学说提出了一些疑问,如Ⅲ型小肠或结肠闭锁就不能以 Tandier 学说解释。

(二)胎儿肠系膜血液循环

胎儿肠系膜血液循环因受损害而发生障碍肠系膜血管分支畸形或闭塞,胎儿腹腔内感染(如胎便性腹膜炎等)均能导致结肠闭锁与狭窄。Louw 等进行结肠闭锁病因研究,在 1955 年采用了胎狗的胎仔做试验。他们结扎胎仔的一段小肠系膜的血管,能造成这一段小肠闭锁,而且这一段小肠系膜也有缺陷,提出胃肠道闭锁是由于胚胎时期肠系膜受损后阻塞引起的,损伤的原因可能是肠扭转、肠旋转不良、内疝或血管畸形。

Abram 等用 80 天的羊胎做试验,将羊胎肠系膜撕裂,几乎 100% 能造成Ⅰ、Ⅱ或Ⅲ型肠闭锁,因此结肠闭锁和狭窄的胚胎发育过程中可能存在以上情况中的任何一种。

二、症状

肠闭塞呕吐为突出症状,不能排出正常大便,只能排出少量的灰绿色黏液样分泌物。当大量呕吐或抽出胃内容物后,腹胀无明显减轻。闭锁的口侧肠管有明显扩张,肠壁伸展很直,常常造成血行障碍而发生坏死,表现为急腹症。肛门侧的肠管腔内可看到黏液和脱落细胞,因无气体,肠管腔呈细小的胎儿型结肠。

肠狭窄常常表现为不同程度的低位肠梗阻。轻度狭窄时大便细,但量不减少。如果是高度狭窄和闭锁,可出现梗阻、呕吐等症状,全腹膨胀,可见肠型与肠蠕动波。如果闭锁在肛门侧,则表现出肛门部膨隆。病情稍长,多合并营养不良和慢性脱水。

三、诊断

患儿出生后出现全腹性腹胀,进行性加重,呕吐粪汁,无正常胎粪排出,应高度怀疑大肠闭锁。X 线检查,腹部拍片即可看到闭塞部口侧肠管扩张,立位时可见液体和气体存在,即可诊断闭锁或狭窄。如反复出现腹胀、呕吐,时轻时重,少量胎粪,应考虑大肠狭窄的可能。

四、治疗

大肠肠闭锁与狭窄唯一治疗的方法是手术。多数学者认为,结肠闭锁可从闭锁部位到口侧设置人工肛门或造瘘,随着患儿成长到一定年龄可再行第二次手术。一般认为大肠部位手术效果较好。

第四节　先天性肠旋转不良

先天性肠旋转不良是胚胎期肠发育过程中以肠系膜上动脉为轴心的正常旋转运动发生障碍所造成的先天性肠道畸形。因肠道位置发生变异,肠系膜附着不全,导致十二指肠梗阻、中肠扭转、游动盲肠、空肠梗阻,亦可发生肠反向旋转。出生后引起完全或不完全性肠梗阻,多发于新生儿期,是造成新生儿肠梗阻的常见原因之一。

一、病因

如果肠旋转异常或终止于任何阶段均可造成肠旋转不良。当肠管旋转不全,盲肠位于上腹或左腹,附着于右后腹壁至盲肠的宽广腹膜索带可压迫十二指肠第二部引起梗阻;也可因位于十二指肠前的盲肠直接压迫所致。另外,由于小肠系膜不是从左上至右下附着于后腹壁,而是凭借狭窄的肠系膜上动脉根部悬挂于后腹壁,小肠活动度大,易以肠系膜上动脉为轴心,发生扭转。剧烈扭转造成肠系膜血行障碍,可引起小肠的广泛坏死。

二、临床表现

多数发病于新生儿期的典型症状是:出生后有正常胎粪排出,出生后 3～5 天出现间歇性呕吐,呕吐物含有胆汁。十二指肠梗阻多为不完全性,发生时上腹膨隆,有时可见胃蠕动波,剧烈呕吐后即平坦萎陷。梗阻常反复发生,时轻时重。患儿有消瘦、脱水、体重下降的症状。发生肠扭转时,患儿主要表现为阵发性腹痛和频繁呕吐。轻度扭转可因改变体位等自动复位缓解,如不能复位而扭转加重,肠管坏死后出现全腹膨隆,满腹压痛,腹肌紧张,血便及严重中毒、休克等症状。成人肠旋转临床表现为急性梗阻症状、慢性腹部不适及间歇性梗阻症状。

三、诊断

新生儿有上述高位肠梗阻症状,即应怀疑肠旋转不良的可能,特别是症状间歇性出现者,结合相应的检查结果可考虑该疾病的可能。

四、治疗

有明显肠梗阻症状时,应在补充液体,纠正水、电解质紊乱,放置鼻胃管减压后,尽早施行手术治疗。手术的原则是解除梗阻、恢复肠道的通畅,标准方法是Ladd 手术,即根据不同情况采用切断压迫十二指肠的腹膜索带,游离粘连的十二指肠或松解盲肠;肠扭转时行肠管复位。有肠坏死者,做受累肠段切除吻合术。

第七章

肛管及结直肠疾病

第一节　痔

一、概述

(一)定义

传统上,痔被定义为是直肠末端黏膜下和肛管、肛缘皮肤下静脉丛血流淤滞、扩张屈曲所形成的静脉团。这种定义方法是单一建立在痔形成的静脉扩张学说基础上,且笼统的将各种类型的痔全部划分为静脉扩张,忽略了对其他不同原因所导致外痔的描述,因此存在片面性。专家认为,将内痔、外痔和混合痔根据其成因和特点分别加以阐述,是完整而准确定义痔的最好方法。

1.内痔

关于内痔的形成机制,目前存在多种学说,其中传统的静脉扩张学说和Thomson 在 1975 年提出的肛垫下移学说得到了多数学者的认可。根据以上两种学说,内痔可被重新定义为齿线以上直肠末端的肛垫,由于支持组织老化、松弛而下移,且因内部静脉扩张屈曲而充血肥大所形成的病理性团块。

2.外痔

外痔是指齿线以下,肛管皮肤和皮下因炎症、静脉扩张淤血、血栓形成或结缔组织增生而引起的肿块或赘生物。

3.混合痔

内痔和相应部位外痔相互融合、累及齿线上下者,为混合痔。

(二)流行病学

痔是临床常见病、多发病,我国民间有"十人九痔"之说,20 世纪 70 年代的一项全国性普查显示,肛门、直肠疾病的发病率为 59.1%,其中痔的发病率最高,占肛肠疾病总人数的 87.25%。患病者中又以内痔者居多,占 59.86%,外痔占 16.01%,混合痔占 24.13%。以上情况足以说明痔是常见病及多发病。另外在性别和年龄上,男女发病比例约为 4:5,女性发病率稍高,发病年龄多在 20～50 岁,并可随着年龄的增长而逐渐加重。

二、病因病理

(一)内痔的发病机制

内痔发病机制颇多,主要包括静脉扩张学说、肛垫下移学说、肛管狭窄学说、括约肌功能下降学说等,其中前两种为目前的主流学说。

1.静脉扩张学说

该学说认为,内痔是因直肠末端黏膜下静脉丛血流淤滞、扩张屈曲而形成的静脉团。依据包括 3 点:①内痔组织为隆起的静脉扩张样团块;②内痔具有易出血、易溃疡、易形成血栓等静脉扩张的基本特点;③病理检查可见到痔组织内有扩张静脉存在。但针对这一学说,有人提出此处的静脉扩张是正常结构,因有研究证明从初生婴儿到健康成人,痔静脉丛的静脉扩张现象都是恒定存在的。故目前对静脉扩张学说的争议仍较大。

2.肛垫下移学说

所谓肛垫,即指直肠末端局部增厚的黏膜及黏膜下组织由直肠柱相对集中而成的组织块,全称为肛门衬垫或肛管血管衬垫,多位于截石位 3、7、11 点,即"母痔区"。该学说认为痔是因肛垫的固定和支持组织 Treitz 肌退化、断裂,使肛垫下移,进而造成窦状静脉淤血后形成。由于具有较充分的理论和实验依据,这种说法目前得到了多数学者的认可。

3.肛管狭窄学说

该学说认为,肛管狭窄可以影响正常的排便功能及其过程,使腹压增加,间接地使直肠内压增高,引起静脉充血,形成痔。

4.括约肌功能下降学说

由我国刘爱华等提出。该学说认为,由于肛管括约肌功能下降,管壁松弛,组织张力降低和间隙疏松,导致肛管腔压力同步下降。为维持肛管腔压力常数,静脉丛代偿性扩张淤血,久而久之形成内痔。

(二)内痔病因

基于以上几种发病机制在内的众多学说并结合临床实际,内痔的病因可概括为以下几点。

1.解剖学因素

人体常处于直立状态,而肛门直肠处于较低的位置。肛门直肠部的静脉血液需自下向上回流,并且在回流过程中,从痔静脉到门静脉没有静脉瓣防止逆流,因此血液回流相对困难,易淤积在肛门直肠部,而导致痔的形成和发展。

2.饮食习惯

以肉食为主,进食谷物、蔬菜等粗纤维较少时,粪便量少质硬,在肠道停留时间长,对直肠的压力增加,容易生痔。另外在进食辛辣后,粪便中的辣味素会刺激直肠黏膜,使黏膜下小静脉充血并产生炎症,反复刺激后这些血管壁脆化、薄弱,引起静脉扩张。

3.腹泻

各种慢性肠炎都可导致长期或反复间断的腹泻。稀便的反复刺激,可使直肠黏膜产生炎症,并影响黏膜下小血管,导致静脉扩张的发生。

4.便秘

便秘常伴随大便干硬,当干硬的粪块下移时会对肠壁造成较大的压力,使静脉回流困难。此时抗压能力较强的动脉仍部分开放,血液不断进入静脉系统,由于回流困难,这些血液只能积聚在静脉内,使静脉扩张形成痔。干硬的粪块还可将直肠黏膜向下推动,使其松弛和下移,导致脱出,这与肛垫下移学说相一致。

5.腹压增高

长时间的腹压增高可影响静脉回流,促使内痔的发生。引起腹压增高的常见因素有妊娠生产,排便过频或久蹲,一些疾病如腹部肿瘤、长期咳嗽等。

6.门静脉高压

门静脉高压直接影响其远端痔内静脉丛的回流,引起内痔的发生。引起门静脉高压的常见疾病包括静脉血栓形成、肝硬化、脂肪肝等。

7.括约肌收缩力降低

久患慢性消耗性疾病和身体孱弱者,肛门直肠周围肌肉松弛,收缩功能下降,肛管和直肠腔压力同步下降,为维持正常压力,静脉丛代偿性扩张淤血,久而久之形成痔。

8.遗传因素

痔的发病常具有家族聚集倾向,可能与先天静脉壁薄弱而易形成扩张这一遗传因素有关。

(三)内痔病理

病理改变包括肛门直肠周围动脉供血量增加,静脉回流减少,毛细血管和静脉扩张淤血,血管壁通透性增加,直肠黏膜下组织水肿增厚,结缔组织增生以及肌纤维疏松和断裂。内痔组织的病理切片检查可见痔内高度屈曲扩张的血管,以静脉为主,也有部分动脉血管发生扩张。间质组织水肿伴炎症或伴血管内血栓形成。

(四)外痔

1.血栓外痔

血栓外痔多由大便干燥、排便时用力努挣、剧烈运动等因素导致,这些因素可使肛周皮下小静脉破裂,血液流出并淤积在皮下,凝固而成血栓。另外也有小部分是因血液直接在小静脉内淤滞凝固引起。

2.炎性外痔

多因外痔、肛缘皮肤被反复摩擦牵拉或受内痔、肠炎及湿疹分泌物的反复刺激,充血、水肿而成。

3.结缔组织外痔

炎性外痔或血栓外痔消退后,部分增生的皮肤及结缔组织不能被吸收,残留而成;也可由肛周皮肤因长期反复摩擦或牵拉等刺激,逐渐增生而成。

4.静脉扩张性外痔

与内痔相同。

三、分类

根据发生部位,可分为内痔、外痔和混合痔。其中发生在齿线以上的称为内痔,发生在齿线以下称为外痔,内外痔相连跨越齿线者为混合痔。

(一)内痔

表面覆盖黏膜,位于齿线上方,由肛垫下移及黏膜下静脉丛扩张屈曲形成,呈隆起的半球状,常见于左侧正中、右前及右后 3 处(即截石位 3、7、11 点母痔区)。轻者无明显症状,较重者可出现便鲜血和痔核脱出,还可并发血栓和嵌顿。内痔的分类方法主要包括以下几种。

1.三期分类法

(1)一期:排便时带血,无脱出,齿线上黏膜呈结节样隆起。

(2)二期:排便时带血,滴血或射血,内痔脱出,可以自行回纳。

(3)三期:排便时或咳嗽、劳累、负重引起腹压增加时,均发生内痔脱出,并需用手托方能回纳肛内。

2.三型分类法(病变形态分类法)

(1)血管肿型:表面粗糙不平,色鲜红,呈草莓状,常有小的出血点和糜烂,质地柔软,黏膜薄,易出血。痔体内主要是增生和扩张的毛细血管。

(2)静脉瘤型:丛状隆起,表面光泽,呈紫红色,黏膜较厚不易出血。痔体内为扩张的痔静脉和增生的结缔组织。

(3)纤维化型:表面部分灰白色,呈乳头瘤状,易脱出,因痔体内结缔组织增生明显,质地较硬而富有弹性,质体纤维化,不易出血。多见于三、四期内痔。

3.四期分类法

(1)Ⅰ期:便时出鲜血,便后自行停止,无痔核脱出。

(2)Ⅱ期:常有便时出鲜血,排便时内痔脱出肛门,便后可自行回纳。

(3)Ⅲ期:可有便血,排便下蹲或久行久站、咳嗽、劳累、负重时,内痔脱出肛门,不能自行回纳,需手托复位。

(4)Ⅳ期:可有便血,嵌顿或持续脱出肛外,手托亦不能复位或复位后很快又脱出。

4.五度分类法

(1)Ⅰ度:肛门静脉丛扩张,齿线上仅可见有半球状隆起(早期内痔)。

(2)Ⅱ度:肛门静脉丛扩张,齿线上有半球状内痔结节,但无痔脱出(初期内痔)。

(3)Ⅲ度:内痔呈球状膨胀,大便时内痔脱出肛外,可以自然回纳(中期内痔)。

(4)Ⅳ度:内痔扩张到齿线以下的肛管部分,大便时内痔脱出,需手法复位(后期内痔)。

(5)Ⅴ度:内痔发展成混合痔,内痔脱出,不能完全回纳肛内(末期内痔)。

目前临床常用的内痔分类方法是三型分类法和四期分类法,专家认为两种分类法综合使用,可较准确地描述内痔的特点,如"Ⅱ期血管肿型内痔""Ⅳ期纤维化型内痔"等。

(二)外痔

表面覆盖皮肤,位于齿线下方,由痔外静脉丛扩张或肛缘炎症、结缔组织增生及皮下血液淤滞形成。急性期以疼痛为主要症状,缓解后有异物感或无明显症状。根据形成原因可分为静脉扩张性外痔、结缔组织外痔、炎性外痔及血栓性外痔4类。

1.静脉扩张性外痔

由齿线以下的痔静脉丛扩张引起,痔体内是扩张淤血的静脉团块。

2.结缔组织外痔

痔内没有或只有较少的扩张静脉,结缔组织增生较明显。

3.炎性外痔

肛缘皮赘或皮肤皱褶,因炎症刺激形成。

4.血栓性外痔

皮下小血管破裂后,出血在皮下淤积而成,好发于肛缘截石位3、9点。

(三)混合痔

在齿线附近,为皮肤黏膜交界组织覆盖,由内痔和外痔两部分组成,分别有内痔与外痔两种特征,其分类方法众多。专家认为,将混合痔按其齿线以下外痔部分的形态和性质进行分类,在临床上较为实用。

1.按外痔形态分类

(1)非环状:有一个或多个痔体,分界清晰且不连续,大小均不及肛缘1/2。

(2)半环状:外痔累及肛缘1/2或更多,但非全部。

(3)环状:外痔累及全部肛缘。

2.按外痔性质分类

外痔分为结缔组织型、静脉扩张性、炎性水肿型。

在混合痔前加入外痔形态和性质的前缀,如"环状静脉扩张性混合痔""半环状炎性水肿型混合痔""非环状结缔组织型混合痔"可将其特点充分描述,有利于临床诊治。

四、临床表现

(一)内痔的临床表现

1.便血

多见于Ⅰ期、Ⅱ期的血管肿型内痔,是内痔早期的最主要的症状,晚期痔体较大者,由于长期反复脱出使表面纤维化,出血反而减少。内痔的出血可表现为便后擦血、便时便后滴血或喷射状出血,特点是不与粪便相混,呈鲜红色,便后即自行停止。内痔出血一般为间歇性,粪便干燥、疲劳、饮酒、过食辛辣刺激性食物常为诱因。如持续出血数天不止,常可引起不同程度贫血。女性在月经前期内痔出血容易发作,可能与月经前期盆腔充血有关。

内痔出血时行肛门镜检查,常可见痔核呈暗红色,表面糜烂或有出血点,出血量多时指诊后指套可带血。

2.脱出

见于Ⅱ期或Ⅱ期以上的内痔,由于痔核较大,腹压增高和括约肌松弛时可脱出肛外。其中Ⅱ期内痔仅在排便时脱出,便后可自行复位;Ⅲ期内痔排便下蹲或久行久站、咳嗽、劳累、负重时脱出肛外,需手托或长时间卧床休息方能复位;Ⅳ期内痔持续脱出肛外,手托亦不能复位或复位后很快又脱出,甚至可出现嵌顿水肿。

检查时,可见Ⅱ期内痔多属血管肿型,表面粗糙色鲜红,常有糜烂,质地柔软;Ⅲ、Ⅳ期多属静脉瘤或纤维化型,前者呈丛状隆起,表面光泽,色紫红,后者表面部分因纤维化而呈苍白或灰白色,质地较硬而富有弹性。Ⅳ期内痔嵌顿者,因血行障碍,痔体水肿并可形成黏膜下血栓,表面光泽,外形饱满,呈暗红色或粉红色,出现坏死后颜色加深变暗。

3.疼痛

单纯内痔不产生疼痛,但当发生嵌顿,并引起水肿、血栓形成、糜烂坏死时则疼痛剧烈,还可伴有大便排出困难,重者甚至小便亦难以排出。

4.黏液外溢

进食辛辣、饮酒等可刺激痔核产生慢性炎症,进而出现分泌物,在肛门括约肌松弛时分泌物可溢出肛门。经常性的黏液外溢可刺激肛门皮肤发生湿疹和瘙痒,检查时可见肛门潮湿和肛周皮肤增厚、皲裂、色素脱失等损害。

5.便秘

出现便血时,患者常因惧怕而控制排便,造成大便干燥、排出困难。但通常干燥的大便更易损伤痔黏膜而加重出血,最终易形成恶性循环。

(二)外痔的临床表现

1.静脉扩张性外痔

沿肛缘形成的环状或其他形状的隆起,质地柔软。下蹲或做其他引起腹压增加的动作后可加重,多无明显症状。

2.结缔组织外痔

表面皱褶,颜色多与肛周皮肤类似或稍暗,大小不等,形状不规则,质地柔软。较大时可引起肛门异物感。

3.炎性外痔

局部灼热、疼痛,走路摩擦后加重,检查时可见肛缘痔体红肿饱满、表面光泽,偶可见分泌物,触压痛明显。常伴有血栓形成。

4.血栓性外痔

表现为肛周皮下圆形或近圆形的暗色隆起,局部胀痛和异物感明显,重者影响行走,如因行走摩擦而破溃,可有血栓溢出。发病突然,多位于截石位3、9点肛缘。

(三)混合痔

兼有内痔和外痔的临床表现。

五、诊断和鉴别诊断

(一)诊断

痔的诊断主要依靠症状和局部专科检查。其中局部专科检查尤为重要,其中包括视诊、指诊和肛门镜镜检。

1.视诊

视诊时患者一般采取侧卧位或膝胸位。视诊内容包括:①查看肛门外是否有肿块;②如有肿块是否为痔;③判断肿块是外痔还是脱出的内痔或是混合痔;④观察痔体的位置、颜色、大小及形状,有无溃破、糜烂及出血;⑤痔与其他病变如肛裂、肛瘘等的位置关系;⑥肛周有无血迹或分泌物,肛周皮肤是否有改变。

2.指诊

检查内容包括肛门内外肿物的质地、是否有触压痛、表面温度是否升高,以及肛门括约肌收缩功能、齿线上方黏膜是否有肥厚感、手指所及范围是否有其他异常肿物等。检查完毕后还要观察指套是否染血,以及染血的颜色和性质。

3.肛门镜镜检

用以观察肛内齿线以上未脱出内痔的情况,检查内容包括:①肛门镜插入是否顺利;②内痔的大小、位置、黏膜色泽以及是否有糜烂、出血;③直肠黏膜是否松弛;④肠腔内是否有积血、黏液及其色、质、量。

另外,局部检查时还应注意内痔好发部位,截石位3、7、11点为内痔好发区,也称母痔区,其他部位为继发区,也称子痔区。

(二)鉴别诊断

1.低位直肠息肉

多见于儿童,易出血,较大者可脱出肛外。检查时可见息肉体起源于直肠黏膜,附着在肠壁上,位置一般在齿线上3~5 cm处直肠壶腹部。数量上以单发为主,带蒂、质坚实,多发时息肉则个体一般较小,呈颗粒状散在分布。

2.肛乳头瘤

较大的肛乳头瘤可有脱出,急性炎症期能引起肿痛并伴有分泌物,症状上与痔相似,但检查时可见其起源于齿线部,上覆上皮,质略硬,表面黄白色,不出血。

3.直肠黏膜松弛

多见于老年人或排便久蹲者,严重者可脱出肛外或导致便秘,一般不引起其他明显症状。镜下可见肠内黏膜松弛堆积在肠腔内,表面光滑,无出血。

4.直肠癌

直肠癌导致的便血多为脓血,呈暗红色或果酱色,早期也可便鲜血。检查时位置较低者可于指诊时触及,其表面呈菜花状,不光滑,质地硬,活动性差,触之易出血,位置较高者则需肠镜检查。病理检查后可确诊。

5.肛管恶性肿瘤

临床少见,包括一穴肛原癌、基底细胞癌、恶性黑色素瘤等,其临床表现不一,凡可疑者,均应行病理检查确诊。

6.直肠、肛管及肛周良性肿瘤

间质瘤、皮脂腺囊肿、脂肪瘤、血管瘤等良性病变,均可表现为隆起的肿物,但临床特点各不相同,切除后行病理检查可确诊。

7.肛裂

肛裂亦可引起便鲜血,但肛门疼痛较剧烈,呈周期性,并多伴有便秘。局部检查常可见 6 点或 12 点肛管纵行裂口。

8.下消化道出血

非特异性炎症性肠病、肠憩室、息肉病等常伴有不同程度的便血,需行内镜检查或 X 线钡餐造影方可鉴别。

六、治疗

(一)痔的治疗原则

消除痔的症状,是治疗痔的根本原则。无症状的痔一般不需要治疗,即使体积较大也不应作为治疗指征;反之,体积小但症状明显的痔,应积极治疗。在治疗有症状的痔时,只有在保守治疗和非手术治疗无效或有严重脱出的情况下,才应考虑手术治疗。手术的目的是去除病灶,消除症状,而非根治性切除,因此手术时需保护可保留的正常组织。对于痔的手术治疗,安阿玥教授还主张"整形治病",即在去除病灶、消除症状并保护肛门功能的同时,术后还应保持肛门外形的正常,避免畸形。

(二)内痔的治疗

1.局部治疗

局部治疗包括坐浴法、敷药法、塞药法和枯痔法。

(1)坐浴法:该法自古至今一直广泛应用于肛肠疾病的治疗。其中用于治疗内痔者,根据作用可分为清热利湿类、疏风胜湿类、活血止血类、消肿止痛类、收敛固涩类等,常用方剂如活血散瘀汤、洗痔枳壳汤、五倍子汤、苦参汤、安氏熏洗剂。

(2)敷药法:本法是直接将药物敷于患处,多用在坐浴后,主要作用是缓解肿痛和出血。常用如麝香痔疮膏、九华膏、如意金黄膏、生肌玉红膏、角菜酸酯乳膏等。另外也可将具有相同功效的散剂经蜂蜜或麻油调成膏状后外敷。

(3)塞药法:将药物制成栓剂,纳入肛门而达到治疗目的的用药方法。栓剂的药物功效和坐浴法、敷药法类似,但更适于未嵌顿内痔的治疗。常用如化痔栓、角菜酸酯栓等。

2.结扎法

结扎法是我国治疗内痔的传统方法,如《太平圣惠方》载:"用蜘蛛丝系缠鼠痔乳头,不觉自落"。在西方,1829年Salman首先报道用结扎法治疗内痔。该法目前仍是临床治疗内痔的一种常用方法,其作用机制是通过结扎痔的基底部,机械性阻断痔核的血供,促使其产生缺血坏死,坏死部位脱落后,创面修复愈合,由此而达到治疗目的。

(1)适应证:Ⅱ期或Ⅱ期以上内痔。

(2)操作方法:患者侧卧位或截石位,局部消毒,局部麻醉松弛肛门。①结扎前消毒肠腔,肛门镜下用组织钳将欲结扎的内痔牵拉出肛门外,肛门镜亦随之退出。②用止血钳钳夹痔体基底部,使止血钳顶端超过痔的范围,并在钳夹部位以下剪开一小口。③用丝线在钳夹痔核的止血钳下方结扎,丝线勒入小切口内,可防止滑脱。术者结扎紧线时,助手放松止血钳并退出,术者继续打结勒紧痔基底。如被结扎痔核较大,可剪除结扎线以上多余组织,但至少保留残端0.5 cm。④同法处理其他痔核,凡士林油纱条置入肛内引流,包扎固定,术毕。

(3)术后处理:术后当天限制大便,次日起正常饮食,每次大便后温水坐浴,一般术后7～10天结扎线可脱落。

结扎法目前在临床上较为常用,尤其是对脱出性内痔效果较好。经临床实践证明,单纯结扎时,不可过深,以避免痔核坏死脱落后出血。如痔核较大、基底部较宽时,应用圆针贯穿基底中点两次,行"8"字形贯穿缝扎;如有多个痔核,结扎部位不可在同一截面上,以免造成直肠狭窄。内痔结扎术后,肛门缘静脉和淋巴回流受阻,有时产生淤血或水肿,可作一长 1～2 cm 放射状减压切口,使受阻血液和淋巴液得以渗出,减压切口的数目依结扎数目多少而定,一般位于所结扎内痔的相同点位肛缘处。

3.套扎法

套扎法与结扎法作用机制相同,只是阻断痔核血供的工具由丝线变为胶圈。常用胶圈为特制或由自行车气门芯胶管制成,宽约 0.5 cm。

(1)止血钳套扎法。①患者侧卧位或截石位,局部消毒,局部麻醉松弛肛门。②将 1～2 个胶圈套在一长弯头止血钳的关节部,暴露内痔,用该止血钳钳夹痔体基底部,并在钳夹部位以下剪开一小口。③用另一直止血钳,夹住并拉长胶圈,绕过痔体上端和弯止血钳顶端,套扎在痔体基底部,并使胶圈勒入小切口,随即退出止血钳。同法处理其他痔核,术毕。

(2)套扎器套扎法。①取侧卧位或截石位,常规消毒,局部麻醉松弛肛门。②肛门镜下查看欲套扎的痔核,助手将肛门镜固定并将其暴露。③术者一手持套有胶圈的套扎器,套扎器管口应与痔核体积大小相适。另一手持组织钳,经过套管口和肛镜伸入肛内,钳夹痔核上部,并拉入套扎器的套管,套管前缘抵痔基底部时,握紧按压手柄,将乳胶圈推出,套住痔核底部。④放开组织钳,与结扎器一同取出。同法处理其他痔核,术毕。

(3)负压吸引套扎法。①取侧卧位或截石位,常规消毒,局部麻醉松弛肛门。在肛门镜下暴露将要套扎的内痔。②将套扎圆筒插入肛门镜内紧贴在内痔上,开动吸引器使套扎圆筒成负压,透过套扎器玻璃圆筒观察并控制所吸引内痔组织的大小。③扣动手柄,推出胶圈,套在内痔基底部。同法处理其他痔核,术毕。

套扎注意事项:①牵拉内痔时,勿用力过猛,避免将痔核撕裂出血。②每次套扎痔核最多不超过 3 个,以母痔区为主。如有子痔,待第一次套扎伤口愈合后,再行套扎。如套扎点过多,易造成狭窄。③乳胶圈不宜反复高压消毒,以免丧失弹力和提前撕裂断开。④套扎后的胶圈应距离齿线 0.2 cm 以上,避免疼痛和坠胀不适。

4.其他疗法

(1)痔上黏膜环切钉合术:又称肛垫悬吊术。该法是通过特制的吻合器环形切除内痔上方肠壁的黏膜层和黏膜下层,并吻合断端黏膜,使脱垂的内痔被向上悬吊、牵拉而不再脱出。理论上痔的动脉同时被切断,术后供血较少,痔核可逐渐萎缩。

(2)痔动脉结扎术:该法是在多普勒专用探头引导下,将探得的痔上方动脉用圆针带线绕过并结扎,阻断痔的血供,以缓解症状。

(3)冷冻法:应用−196 ℃的液氮,通过特制探头与内痔接触,快速冻结内痔组织并随后快速解冻,以达到使痔组织坏死的目的。坏死组织脱落后创面纤维性修复,内痔皱缩,即达治疗目的。

(4)激光法:激光是 20 世纪 60 年代出现的光电子技术,70 年代开始用于治疗痔,主要是利用激光束能量集中、聚焦点微小、方向性好的特点。治疗内痔时常用的是激光灼烧法,一般使用高功率二氧化碳激光器或 Nd:YAG 激光器,激光作用于局部组织后,产生 200～1 000 ℃高温,使痔组织凝固、炭化和气化,而达到治疗目的。

(5)铜离子电化学法:又称铜离子导入法,是将铜针刺入痔核并通电,使局部小血管血液凝固和组织坏死、硬化,以达到萎缩痔核和止血的目的。

(三)外痔的治疗

1.口服药物治疗

外痔的中医证型包括气滞血瘀型、湿热下注型和脾虚气陷型,与内痔的部分证型相同,可选用相同的治法和方药,不再赘述。其他可使用的药物还包括微循环调节剂、止痛药物、通便药物和抗菌药物,使用适应证亦与内痔相同。

2.注射治疗

收敛化瘀法不仅对内痔有较好的疗效,还可用于静脉扩张性外痔的治疗。

(1)适应证:静脉扩张性外痔。

(2)使用药物:1∶2 浓度芍倍注射液(1 单位芍倍注射液加 2 单位 0.5%利多卡因)。

(3)操作方法:患者取侧卧位,常规消毒铺巾,行局部麻醉松弛肛门。在肛缘选取静脉扩张隆起的远心端作为注射进针位置,通常为截石位 3、7、11 点。进针时针尖斜面向下,针头与肛缘皮肤呈 15°～30°刺入,刺入后向肛缘方向进针至静脉扩张团的近心端(齿线以下),注意进针时勿穿出皮肤或深刺入肌层。进针后退针给药,使痔体均匀隆起,当痔体较宽时,可间隔一定距离后再次进针注射。注射后揉压隆起的痔体,使药液分布均匀。同法处理其他外痔,加压包扎,术毕。

(4)术后处理:术后持续加压 3 小时,不需要换药。

3.手术治疗

目的是消除因外痔引起的肿胀、疼痛等症状,无症状的外痔,一般不主张手术切除。其适用于血栓性、静脉扩张性及结缔组织外痔。

(1)结缔组织外痔的手术方法:患者取侧卧位,常规消毒铺巾,行局部麻醉。痔体较小、范围局限在肛缘和肛管下部者,用止血钳将其提起,放射状剪除即可;痔体较大、范围直至齿线者,需做梭形切口并剥离至齿线以上,并结扎根部、切除多余组织。最后止血,包扎固定,术毕。

(2)静脉扩张型外痔的手术方法:患者取侧卧位,常规消毒铺巾,行局部麻醉。在肛缘选取静脉扩张明显处作为手术切除的位置,通常为截石位 3、7、11 点。用止血钳提起痔体后,放射状切口将其剪除,再剥离或结扎未剥净的静脉团即可,对于痔体较大、范围至齿线者,则需将切口延至齿线以上,并结扎根部切除多余组织。同法处理其他位置外痔后,止血、包扎固定,术毕。

(3)血栓外痔的手术方法:患者取侧卧位,常规消毒铺巾,行局部麻醉。用止血钳提起血栓远端皮肤,以肛门为中心做一放射状切口,沿切口将血栓和部分覆盖皮肤一并剥离,并使伤口呈放射状梭形,修剪皮缘,止血并包扎固定,术毕。

外痔切除术的术后处理:术后当天少量进食,次日起正常饮食。常规使用抗菌药物 3 天预防感染。术后 24～48 小时可排便,便后每天换药。

手术要点和注意事项:①切除外痔,安阿玥教授提出切口"宁长勿短、宁窄勿宽,不同长短、不同窄宽",即切口宜长宜窄,并且根据不同外痔的大小,调整切口长度宽度,以使引流通畅,减少水肿和伤口愈合缓慢的发生。②所有外痔创口需采用放射状梭形或 V 形切口,与肛门皱褶方向保持一致。这样可减轻愈合后瘢痕的增生,避免了瘢痕挛缩对肛门外形和功能的影响。③多个切口时,保留切口间的皮桥,可缩短愈合时间并防止瘢痕重而引起肛门狭窄。

(四)混合痔的治疗

保守治疗可见内、外痔的治疗方法,以下介绍混合痔的手术方法。

1.外痔剥离内痔结扎术

(1)操作方法:取侧卧位,常规消毒,局部麻醉。①牵拉外痔,并在外痔部分做 V 形皮肤切口,注意勿破坏痔静脉丛。②用组织钳提起 V 形内的皮肤,止血钳钝性剥离外痔皮下静脉丛至齿线稍上,暴露内括约肌下缘。③钳夹内痔基底部,在其正中用圆针粗丝线贯穿"8"字形结扎,剪去多余组织。④同法处理其他痔体,注意两切口之间应保留正常皮肤,包扎固定,术毕。

(2)术后处理:手术当天控制大便。次日起正常饮食,便后坐浴,常规换药。

2.切除缝合术

(1)操作方法:取侧卧位,常规消毒,局部麻醉。①用止血钳将外痔部分夹住提起,在基底部做放射状梭形切口,切口直至齿线处,并将静脉丛一并剥离。②向外牵拉,暴露内痔,用另一止血钳钳夹内痔基底部,切除止血钳以上组织。③用针线从止血钳顶端起至齿线处行连续贯穿缝合,撤出止血钳,紧线结扎。④同法处理其他痔核,碘伏消毒创面,包扎固定,术毕。

(2)术后处理:手术后控制大便72小时。便后1:5 000高锰酸钾坐浴并换药,术后1周可拆线。

3.外剥内扎加芍倍注射术

该方法是安氏疗法治疗混合痔的主要手术方法,适用于各类环状、半环状和单发混合痔。

(1)操作方法:患者取侧卧位,常规消毒铺巾,行局部麻醉。①查看内痔各痔核和外痔的大小和位置,选择内痔脱出、外痔较大的点位作为主要的外剥内扎部位,多以3、7、11点母痔区为主。②用止血钳将外痔提起,做梭形剪切口,并以尖头弯剪将外痔皮瓣分离至齿线以上。③以止血钳钳夹对应内痔的中上部分,并在钳下结扎,剪除残端。④修剪外痔切口皮下静脉丛,合并有皮下血栓者可一并剥离或切除。⑤同法处理其他主要点位后,切除剩余的外痔,肛门镜下注射内痔。⑥创面止血,包扎固定,术毕。

(2)术后处理:术后当天少量进食,次日起正常饮食。常规使用抗菌药物3天预防感染。术后24~48小时可排便,每天换药。

(3)手术要点和注意事项:①结扎内痔时遵循"不同平面、不同深浅"的原则;切除外痔时遵循"宁长勿短、宁窄勿宽,不同长短、不同窄宽"的原则,另外多个切口时还需保留皮桥。②外痔切除至齿线以上再行结扎,防止扎到齿线以下皮肤,引起剧烈疼痛和水肿。结扎宜紧不宜松,以防结扎线滑脱出血或痔核坏死不全,难以脱落。③对于内痔较小属Ⅰ、Ⅱ期者,可分别切除外痔和注射内痔,不必对内痔结扎。

第二节　肛　窦　炎

一、概述

肛窦炎又称肛隐窝炎,是指发生在肛窦的急慢性炎症,一般由细菌感染引起。症状较轻时,肛窦炎常易被忽视,但如肛周脓肿、肛瘘、肛裂、肛乳头纤维瘤等肛肠科常见疾病多与其感染灶有关,据统计约 85% 的肛门直肠疾病由其直接或间接引起。因此,及时诊断和治疗肛窦炎,对预防肛肠疾病有重要意义。

肛窦炎可以发生于任何年龄,但以青壮年为主,女性发病率高于男性。临床上肛窦炎以便不尽、坠胀、疼痛、瘙痒为主要表现。由于炎症的慢性刺激,还常伴肛乳头的炎症及增生肥大,两者常可互为因果,因此有人将其视为同一种疾病。

二、病因

肛窦炎的发生主要与肛窦的解剖学特点有关。肛窦是由两个肛柱基底部和肛瓣共同围绕而成的开口朝上的杯状间隙,引流差,易积存异物,其底部有肛腺的开口。正常情况下,肛腺分泌黏液,可保护黏膜、润滑肛管,如有稀便、干硬粪块等刺激,会损伤肛瓣并引起其炎性水肿或肛窦内直接存积粪便,则可出现肛腺分泌物堵塞,流出不畅,导致细菌在肛窦内繁殖并发生感染和炎症。细菌感染和炎症侵入到肛腺,又可引起发生其他肛肠疾病。

三、病理

急性期肛窦炎的病理表现,与一般局部急性炎症并无差异,即由血管扩张、血流加快所致的局部色红和灼热,炎性充血、渗出引起的水肿和由渗出物压迫或炎性介质直接刺激神经末梢引起的疼痛。慢性期肛窦炎的上述病理表现则均不明显。另外肛窦炎特征性的病理表现为邻近肛乳头的肥大和增生。

四、分类

肛窦炎分为急性期和慢性期。急性期即炎症急性发作阶段,肛门灼热、坠胀、疼痛,排便时可加重,并可见少量脓性或脓血性黏液溢出。慢性期即肛窦炎症暂时消退或处于慢性炎症阶段,此期肛窦炎不引起明显症状或症状轻微,病程多较长。

五、临床表现

(一)症状

慢性期肛窦炎无明显症状或症状轻微,表现为肛内隐痛、下坠或排便时一过性轻痛、不适感。急性期肛窦炎常引起肛管灼热疼痛、肛门发胀和较强烈下坠感。疼痛在排便时可加重,并可出现刺痛和撕裂样疼痛,严重者还可放射到臀部、骶尾部或会阴部等处,甚至引起小便不畅。急性期肛窦炎还可导致脓性或脓血性分泌物,并引起肛门皮肤潮湿、瘙痒。

(二)局部检查

1.急性期肛窦炎

单纯急性期肛窦炎患者的肛门外观大多正常,可见脓性或脓血性分泌物溢出,肛周皮肤潮湿。肛内指诊时,可有肛门有紧缩感,肛管及齿线附近温度轻微增高,在齿线处可触到隆起或凹陷或可触及增生肥大的肛乳头,有压痛或触痛。肛门镜下可见到肛瓣和附近肛乳头肥大充血、水肿,颜色发红,挤压后有脓性或脓血性分泌物流出。用钩状探针检查时,能顺利地探查肛窦内较深的部位。

2.慢性期肛窦炎

肛窦炎症暂时消退或处于慢性炎症阶段,与急性期相比,局部体征常无明显异常或异常不明显。

六、诊断和鉴别诊断

依据典型的症状和肛管局部检查,肛窦炎可明确诊断,一般较少行其他辅助检查,病变肛窦定位不清时,可借助腔内超声明确具体位置。临床上肛窦炎需与肛瘘内口相鉴别:肛瘘的内口亦在肛窦处,指诊时可扪及凹陷或硬结,并通过条索状物与肛周外口相连,如以探针自外口缓缓插入,则可从内口探出。肛瘘患者还多有肛周脓肿和外口反复破溃病史。

七、治疗

(一)肛窦炎的非手术治疗

1.抗感染治疗

适用于急性期肛窦炎,根据局部炎症特点或脓液性状,初步判断感染病菌种类,选用有效的抗菌药物。大部分广谱抗菌药物对肛窦炎的致病菌均有较好的敏感性,但仍需做细菌培养和药敏试验,以提高用药针对性。伴有糖尿病等内科疾病患者需同时使用相应药物配合治疗。

抗感染治疗的方式包括静脉滴注、肌内注射、保留灌肠(如甲硝唑、庆大霉素)、坐浴(如 1∶5 000 高锰酸钾溶液)等。

2.对症治疗

对症治疗包括对症止痛、补液等。

(二)肛窦炎的手术治疗

主要采用肛窦切开引流术。

(1)适应证:急性期肛窦内化脓或已形成隐性瘘管者。

（2）操作方法：患者取侧卧位或截石位，常规消毒、局部麻醉。①肛门镜寻找到原发病灶。②用柔软的弯头探针自病变肛窦缓缓插入，并沿探针自内向外逐层切开。③修剪创缘使伤口呈窄长梭形，刮除创面腐肉及感染的肛腺，如有肥大肛乳头一并切除，有出血者可在创缘两侧结扎止血。④加压包扎固定，术毕。

（3）术后处理：正常饮食，便后清洗坐浴，常规换药。

第三节　肛　裂

一、概述

肛裂是指齿线以下肛管皮肤上的非特异性放射状纵行裂口或溃疡。一般呈梭形或椭圆形，长 0.5～1.0 cm，以便时、便后肛门撕裂样疼痛和便鲜血为主要特征，疼痛剧烈时难以忍受，需要按急症处理。该病发病率较高，据统计占肛肠疾病的 15%～22%，以青壮年为主，女性多于男性。75% 以上的肛裂位置在肛管后正中，其次是前正中，女性常前后同时发病，两侧肛裂者少见。

二、病因

一般认为，肛裂是由大便干燥、排便用力或其他因素导致的肛管皮肤破裂，并可因裂伤处继发感染而逐渐形成慢性溃疡。目前认为肛裂的发生和发展与下列几种因素有关。

（1）肛管损伤：肛管损伤是肛裂形成的直接原因。粪便干结时排便过度用力、便中有坚硬异物、肛门直肠检查方法粗暴、手术操作不当等，均可造成肛管皮肤损伤，导致肛裂发生。

（2）肛管狭窄：由于先天原因、外伤或肛肠手术导致肛管狭窄者，干硬粪便通过肛管时更易对皮肤造成撕裂损伤并导致肛裂。

（3）慢性炎症刺激：肛窦炎、直肠炎、肛周湿疹等肛门直肠周围慢性炎症的刺激，可使肛管皮肤脆性增加，弹性减弱，易破裂损伤。损伤后，粪便或肛管周围其他感染灶中细菌易侵入，使裂口也成为一慢性感染灶，长期炎症刺激使其易形成溃疡而不易愈合。

（4）肛管局部解剖特点：①直肠末端的生理曲度是由后方向前弯曲而至肛门，排便时后方所受的压力较大，加之肛管后部正中线处血行障碍，因此容易损伤而不易愈合。②肛门外括约肌浅层起自尾骨,向前至肛门后正中成 Y 字形分左右两束绕过肛门,至肛门前方会合。同时由于肛提肌也主要附着在肛管两侧,故肛门前后正中两个部位的肌肉相对薄弱,弹性较差,若受暴力扩张,容易撕裂导致肛裂的发生。

(5)内括约肌痉挛:内括约肌是直肠内环肌层终末的增厚部分,下界是括约肌间沟,上界位于齿线平面以上 1~1.5 cm。国内外研究都表明内括约肌痉挛是导致慢性肛裂长期不愈合的重要因素。其机制可能是肛裂在初步形成后,出现继发感染,产生局部炎症,在持续炎症和肛裂疼痛刺激下,肛管皮肤下的内括约肌痉挛,导致肛管收缩、最大静息压升高,产生肛门局部循环障碍,使局部组织缺血缺氧,进而加重炎症和疼痛,形成“炎性刺激和疼痛—内括约肌痉挛—局部缺血缺氧-炎性刺激和疼痛加重”的恶性循环,并最终使肛裂长期不愈合,同时在肛裂口底部及内括约肌下缘形成溃疡和纤维性增生,即所谓栉膜带。

三、病理

(一)Ⅰ期肛裂

皮肤表浅缺损,创缘整齐。皮下层胶原纤维排列紊乱,增生不明显,间质中有索条状平滑肌束。血管扩张,炎细胞浸润。

(二)Ⅱ期肛裂

皮肤缺损有溃疡面,呈梭形或椭圆形,创缘有不规则增厚,弹性差。皮下层胶原纤维、网状纤维少量增生,平滑肌束中有大量肌原纤维、新生毛细血管和成纤维细胞。血管扩张、充血、炎细胞浸润。

(三)Ⅲ期肛裂

大体病理变化包括:①皮肤有明显溃疡缺损,溃疡边缘发硬。②溃疡上端的肛乳头被反复刺激后增生、肥大,形成肛乳头瘤。③溃疡上端的肛窦被反复刺激后发炎,常在其基底部形成瘘管。④因淋巴、静脉回流障碍,溃疡下方肛缘处常形成赘生物,称为哨兵痔。⑤溃疡面底部因炎症和疼痛反复刺激而纤维化,形成栉膜带。⑥炎症、疼痛以及栉膜带的刺激引起括约肌痉挛,使肛管处于紧缩状态。镜下病理可见裂口皮下层、平滑肌束间胶原纤维增生,深层肌束鞘膜显示网状纤维增生,间质水肿。血管扩张、出血、淤血、血栓形成,炎细胞浸润。

四、分类

对肛裂的分类方法较多,尚无统一标准,临床上常用的分类法包括二分类法和三分类法,其他还包括五分类法和七分类法等,现介绍如下。

(一)二分类法

1.急性期肛裂

又称早期肛裂,病程短,仅在肛管皮肤上有一较浅的新鲜梭形裂口,创缘软而整齐,无瘢痕和慢性溃疡形成,疼痛较轻。

2.慢性期肛裂

又称陈旧肛裂,病程长,反复发作,裂口已成较深的梭形溃疡,边缘增厚,质硬不整齐,基底有梳状硬结。裂口上端可伴有肛窦炎、肛乳头肥大,下端可伴有增生外痔和潜行性窦道,疼痛剧烈且持续时间长,并呈周期性。

(二)三分类法

1.Ⅰ期肛裂

肛裂初发,病程短。肛管皮肤表浅纵裂,创缘整齐、质软,基底新鲜、色红,触痛明显,创面富于弹性。

2.Ⅱ期肛裂

溃疡形成期,有反复发作史。创缘不规则隆起,增厚变硬,弹性差,有明显溃疡形成,溃疡基底呈灰白色或紫红色,可有脓性分泌物。发作时疼痛加重,可呈周期性。尚无其他并发症或伴轻度肛窦炎、肛乳头炎。

3.Ⅲ期肛裂

除已形成如二期较剧烈疼痛和慢性溃疡外,创缘上端邻近肛窦处肛窦炎、肛乳头肥大,创缘下端有哨兵痔或有皮下瘘管形成。

(三)五分类法

1.狭窄型肛裂

肛门疼痛,多伴有肛窦炎,内括约肌痉挛性收缩引起肛管狭窄。

2.脱出型肛裂

因内痔、混合痔、肛乳头肥大脱出、发炎而引起肛裂,疼痛较轻,无明显肛门狭窄。

3.混合型肛裂

同时具有狭窄型和脱出型的两种特点。

4.脆弱型肛裂

肛门周围皮肤病,致肛门皮肤脆弱质化,因而造成多发浅在性肛裂。

5.症状型肛裂

因溃疡性大肠炎、克罗恩病、肛管结核等,或其他疾病及手术后伤口延期愈合,造成肛管溃疡者。

(四)七分类法

1.急性单纯性肛门撕裂

初发肛管撕裂,为单纯性肛管皮肤损伤。

2.亚急性裂口糜烂

由于伤口机械刺激和反复感染,溃疡面凹陷,创缘不整,未形成硬结,瘢痕不明显,呈亚急性溃疡。

3.慢性陈旧性溃疡

裂口呈较深的慢性溃疡,边缘增厚变硬,创面肉芽生长不良。

4.多发性肛裂

在肛管全周有多数表浅性肛门溃疡,肛管弹性减弱,呈肥厚性硬化。此种情况多因长期使用缓泻药物,暴力使用肛门器械或检查及肛门慢性皮肤病引起,其病理改变,以急性单纯性肛裂或亚急性肛门糜烂为主。

5.脱出性肛裂

因痔核、乳头肥大等病变长期脱出肛门外,引起肛管撕裂,形成溃疡,此种肛裂肛门不狭窄为其特点。

6.特殊性肛裂

肛管皮肤因梅毒、克罗恩病、白塞综合征等引起的溃疡。

7.肛门皮肤皲裂

肛门周围皮肤裂伤或肛门周围皮肤病变伴有皲裂口。

五、临床表现

(一)症状

肛裂的典型症状是出血、疼痛及便秘,三者互为因果。便秘时如大便干硬,可加重肛管撕裂,使疼痛加重、出血增多,疼痛加重和出血量增多则使患者畏惧排便而久不如厕,结果又使便秘加重,如此便形成恶性循环,从而使裂伤久不愈合。

1.出血

肛裂的出血与排便有关,由用力排便,撕裂肛管引起。一般出血量不多,与肛裂口大小、深浅有关,以排便时滴鲜血、粪便上带血或厕纸带血为主。肛裂感染后还可有脓血及黏液。

2.疼痛

早期肛裂的疼痛部位局限在肛管,为排便时一过性,便后可即刻缓解。陈旧性肛裂引起的疼痛可放射至臀部,并呈周期性发作。所谓周期性,是指便时疼痛,便后疼痛间歇性减轻,但稍后再次出现并且较便时明显加重的疼痛发作方式,是陈旧肛裂的特征性疼痛。其中便时疼痛是由大便直接刺激或损伤裂口引起;便后间歇性减轻是大便刺激消失所致;疼痛再次出现则是因粪便刺激溃疡底部暴露的内括约肌纤维,使括约肌不自主收缩、痉挛,肛管最大静息压升高,致局部缺血性循环障碍而形成;疼痛更剧烈则是因局部循环障碍又可加重括约肌痉挛、升高最大静息压,从而导致"痉挛－缺血－加重痉挛"这一恶性循环的发生。这种剧烈的疼痛称为括约肌收缩痛,肛门内括约肌属消化道环肌层,为不随意肌,保持平滑肌特性,可长时间维持收缩状态而不疲劳,因此括约肌收缩痛可持续数小时,重者可至10余小时。当括约肌因长时间收缩而疲劳松弛后,疼痛才能逐渐缓解。在肛裂感染期,疼痛尤甚。

3.便秘

便秘既是肛裂的病因之一,又是肛裂所引起的重要症状。患者常因恐惧便时剧痛和出血,有意延长排便间隔时间,使粪便长时间在直肠内停蓄,因水分被过度吸收而干硬,形成直肠性便秘。干硬便排出时,又可进一步加重损伤和疼痛,形成恶性循环。

此外,溃疡面和皮下瘘的分泌物,刺激肛周皮肤,常会引起肛门潮湿和瘙痒。肛门持续性疼痛的刺激,除引起排便恐惧感外,还可导致异常兴奋、失眠、胃肠紊乱、肛门直肠自主神经紊乱等症状。

(二)局部检查

肛裂的检查以视诊为主,原则上不做触诊和肛门镜检,以免加重疼痛。检查时患者一般取侧卧位或膝胸位,检查者用双手拇指将肛缘皮肤轻轻向两侧分开,观察肛管处肛裂口。早期肛裂或Ⅰ期肛裂,仅在肛管皮肤上有一较浅的新鲜梭形裂口,创缘软而整齐,质软,创面富于弹性。陈旧性肛裂或Ⅱ、Ⅲ期肛裂,裂口已成较深的梭形溃疡,边缘不规则增厚变硬,基底弹性差,有梳状硬结,多呈灰白色。Ⅲ期的陈旧性肛裂,还可因炎症刺激出现裂口上端肛乳头肥大;因淋巴运行障碍而在裂口下端出现哨兵痔及因感染所致的皮下窦道。其中肥大的肛乳头、哨兵痔和溃疡性裂口一般被称为肛裂"三联症"。

六、诊断和鉴别诊断

(一)诊断

依据典型的症状和肛管局部检查,肛裂的诊断并不困难,一般不需要行其他辅助检查。

(二)鉴别诊断

临床上肛裂还需与以下几类疾病鉴别诊断。

(1)肛管结核性溃疡:结核性溃疡的形状不规则,边缘不整齐,有潜行,底部呈暗灰色并可见干酪样坏死组织,有脓性分泌物,疼痛不明显,无哨兵痔形成。溃疡可发生在肛管任何部位,多有结核病史,分泌物培养可发现结核分枝杆菌。活组织病理检查可以明确诊断。

(2)肛周皲裂:肛周皲裂多继发于肛门瘙痒症、肛门湿疹等肛周皮肤病,常伴皮肤增厚和色素脱失。皲裂裂口表浅,仅局限于皮下,一般为多发性,呈放射状,可发生在肛管任何部位,症状以瘙痒为主,无明显疼痛,出血少,无溃疡、哨兵痔和肛乳头肥大等并发症。

(3)肛管皮肤癌性溃疡:癌性溃疡形状不规则,边缘隆起、坚硬,溃疡基底部凹凸不平,表面覆盖坏死组织,有特殊臭味,如癌瘤侵及括约肌,则可见到肛门松弛或失禁现象,并有持续性剧烈疼痛。活组织病理检查可以明确诊断。

(4)非特异性炎症性肠病引起的肛管溃疡:克罗恩病和溃疡性结肠炎亦可使肛管皮肤发生溃疡。溃疡位置可位于肛门任何部位,形状不规则,底深、边缘潜行。同时伴有贫血、腹痛、腹泻、间歇性低热和体重减轻等非特异性炎症性肠病的一系列症状。

(5)梅毒性溃疡:患者有性病史,初起时肛门部瘙痒、刺痛,抓破脱痂后形成溃疡。溃疡常位于肛门侧面,呈椭圆形或梭形,边微微突起而色红,质硬不痛,底部灰白色常有少量脓性分泌物,双侧腹股沟淋巴结有肿大。分泌物中可检出梅毒螺旋体。

七、治疗

(一)肛裂的非手术治疗

1.西药内治法

西药内治一般以软化和通畅大便为原则,可在肛裂合并大便干硬和排便不畅时使用,常用包括渗透性通便药物(如乳果糖口服液、聚乙二醇散剂)和容积型

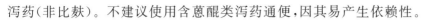

泻药(非比麸)。不建议使用含蒽醌类泻药通便,因其易产生依赖性。

2.坐浴

坐浴分为温水坐浴和药物坐浴。便前温水坐浴,可使肛门括约肌松弛,减轻排便时对肛管的挤压和对裂口的刺激。便后温水坐浴,则可使已发生痉挛的括约肌放松,改善局部血液循环,缓解肛门疼痛。药物坐浴时,所选的药物不必强求一致,常用的包括花椒加食盐和高锰酸钾。医者亦可根据其辨证分型或临床经验自行选用坐浴药物。

3.外洗

便后洗净肛门粪便残渣,可减少异物对创面的刺激,减轻肛门括约肌痉挛,缓解疼痛,促进溃疡修复。

4.药物外敷和纳肛

早期肛裂可选用具有止血止痛、敛疮生肌作用的九华膏、玉红膏或京万红等中药膏剂敷于患处,或使用相同功效的栓剂纳肛,可促进伤口愈合、缓解疼痛和减少出血。除上述药物外,常用药物还包括一氧化氮供体(硝酸甘油软膏)和钙通道阻滞剂(地尔硫䓬软膏)。

(1)硝酸甘油软膏:一氧化氮是能够松弛肛门内括约肌的抑制性神经介质,而硝酸甘油正是一种一氧化氮的供体。一氧化氮被释放进入肌细胞后,通过激活鸟苷酸环化酶,增加细胞内鸟苷酸的含量,从而进一步激活依赖于鸟苷酸的蛋白激酶,促使肌球蛋白轻链去磷酸化,并最终松弛平滑肌,解除内括约肌痉挛,以达到降低肛管静息压,改善循环,缓解疼痛的目的,因此这一过程又被称化学性的内括约肌切开术。尽管硝酸甘油软膏治疗肛裂不引起局部的损伤,但远期复发率较高,同时硝酸甘油的扩血管作用还易导致头痛和头晕,临床用药时需谨慎,目前常用的硝酸甘油软膏浓度为 0.2%。

(2)地尔硫䓬软膏:地尔硫䓬属钙通道阻滞剂,钙通道阻滞剂可以选择性抑制钙离子经细胞膜上的钙通道进入细胞内,具有负性肌力作用。局部使用 2% 地尔硫䓬软膏可抑制内括约肌痉挛,降低肛管静息压,改善循环,促进裂口愈合。使用钙通道阻滞剂亦可产生头痛、头晕等并发症。

5.局部封闭治疗

肛裂封闭治疗是指将长效止痛药物或其他复方药液,混合麻醉药物注射到肛周,以解除括约肌痉挛、阻断恶性循环并缓解剧烈疼痛的治疗方法。理论上内括约肌痉挛解除后,局部血液循环得以恢复,裂损创面可得到修复或治愈。但临床上我们发现封闭法治疗陈旧性肛裂的远期疗效并不理想,治疗后 1 年的复发率达 30％以上,这可能与溃疡面的不完全吸收或引流不畅有关,因此不推荐使用封闭疗法完全替代手术治疗。尽管如此,封闭治疗仍不失为一种暂时性缓解内括约肌收缩痛的简便、有效方法,故目前在临床上仍有较广泛的应用。常用的封闭疗法包括以下几种。

(1)激素封闭法。①药物:醋酸泼尼松龙 25 mg,1％普鲁卡因 10 mL。②操作方法:常规消毒后,自肛裂下端 1 cm 处进针并注射,将全部混合注射液呈扇形注射到肛裂两侧内括约肌和肛裂底部。注射后按压轻揉 1 分钟,以利药液均匀分布和充分吸收。

醋酸泼尼松龙为肾上腺皮质激素,有较强的抗炎作用,可使炎症消退、括约肌痉挛缓解,促进裂损愈合。另外有人报道使用利多卡因加地塞米松作为注射药物,也可取得相同疗效。

(2)亚甲蓝封闭法。①药物:0.2％亚甲蓝注射液 10 mL(麻醉药物可选用利多卡因、罗哌卡因等)。②操作方法:常规消毒后,自肛裂下端进针达内括约肌下部,并将药液注射到肛裂两侧括约肌和肛裂底部。每次注射药量不超过 10 mL,间隔 5～7 天后再次注射,一般注射 2～3 次,肛裂可愈合。

亚甲蓝可对运动和感觉神经造成可逆性破坏,并且其肌肉松弛作用与镇痛时间一致,因此亚甲蓝不仅能起到长效镇痛的作用,同时也可使肛门内括约肌松弛,有利于裂损愈合。但过量的亚甲蓝可造成组织坏死,注射时需谨慎。

(3)芍倍注射液封闭法。①药物:芍倍注射液 5 mL,0.5％利多卡因 20 mL。②操作方法:局部常规消毒后,在距肛缘 0.5～1 cm、截石位 6、3、9 点分别进针,达内括约肌增生肥厚的下缘,每点呈放射状注药 5 mL。内括约肌注射完毕后,再于肛裂基底部注射药液 5～10 mL。若合并肛门狭窄,注射时可酌情增加药量,至肛门括约肌松弛可容纳 3～4 指为宜。

芍倍注射液为纯中药制剂,现代药理研究表明其具有抑菌抗炎、解痉镇痛的作用,可缓解痉挛,促进伤口愈合。有文献表明,早期肛裂单纯在创面注射,即可取得较好疗效。

除传统药物封闭注射疗法外,近年来肉毒毒素 A 也被用于肛裂的注射治疗。肉毒毒素是一种由肉毒杆菌产生的含有高分子蛋白的神经毒素,可抑制神经末梢释放乙酰胆碱,引起肌肉麻痹性松弛,目前已广泛应用于眼睑痉挛、面肌痉挛和斜视。肉毒毒素 A 注射治疗肛裂的应用剂量尚无统一的标准,由于其毒性强烈,过量的注射往往可引起较严重的毒副作用,因此使用时需谨慎。

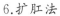

6.扩肛法

又称指扩法,是术者用手指扩张括约肌治疗肛裂的方法。

(1)适应证:Ⅱ期肛裂,溃疡、瘢痕形成但未出现哨病痔,肛乳头肥大及皮下瘘等并发症者。

(2)操作方法:操作前备皮、灌肠,取侧卧位,常规消毒、麻醉。当麻醉成功后,肛管直肠环逐渐松弛,而裂口处的纤维性增生(栉膜带)并不松弛,可明确探查到其位置在肛裂口的基底部。将涂有润滑剂的双手示指伸入肛内,一般可有勒指感,栉膜带多位于6点位,此时需将两指分别置于其两侧的3、9点肛管处,上下反向用力扩张,扩开增生纤维时,有钝性撕裂感。继之再向肛内伸入两中指,呈四指扩肛,扩拉两侧肛管壁,肛管前后方向亦可扩张。一般扩肛持续时间为3分钟左右。在整个过程中动作应轻柔,用力应均匀,切忌暴力快速扩张肛管,以免撕裂皮肤和黏膜。

(3)扩肛后处理:便后坐浴,不需要换药。

扩肛法治疗肛裂的依据是栉膜带学说。优点是操作简便,不需要特殊器械,且见效快,患者痛苦小,但治疗不当可出现出血、局部血肿、痔脱垂及暂时性失禁。

(二)肛裂的手术治疗

1.肛裂切除术

肛裂切除术是肛裂的传统手术方法,最早出现于20世纪50、60年代。

(1)适应证:陈旧性肛裂,并形成哨兵痔、肥大肛乳头或皮下瘘者。

(2)操作方法:患者取侧卧位或截石位,常规消毒、麻醉。①扩肛至3~4指。②沿肛裂正中做一纵行切口,其顶端在齿线以上0.5 cm,下至肛缘外1 cm。③依次切除哨兵痔、溃疡、瘢痕组织及肥大肛乳头,如有皮下瘘可一并切开。④直视下切断外括约肌皮下部和部分内括约肌,至手指无紧缩感为度。⑤止血、加压包扎固定,术毕。

(3)术后处理:便后坐浴,常规换药。

2.纵切横缝术

该术式是由肛裂切除术演变而来,术后恢复快,对纠正肛管狭窄、消除肛裂疗效较好。但如吻合处张力高,则不易愈合,还可能造成肛管黏膜外翻。

(1)适应证:陈旧性肛裂并导致肛管狭窄者。

操作方法:患者取侧卧位或截石位,常规消毒、麻醉。①沿肛裂正中做一纵行切口,上至齿线以上0.5 cm,下至肛缘外0.5 cm。②切断栉膜带和部分括约肌纤维,如有哨兵痔、肥大肛乳头、皮下瘘可一并切除。③修剪裂口创缘,游离切口下端的皮肤,以减少张力(纵切)。④缝合时用细丝线,自切口上端进针,稍带基底组织,再从切口下端皮肤穿出,用丝线拉拢切口,使纵切口变成横行缝合(横缝),一般需缝合3～4针。如张力过大时,可在切口下方肛缘外再做一与横行切口,不予缝合或纵行缝合,可使皮肤向肛管推移,减少张力。⑤加压包扎固定,术毕。

(2)术后处理:术后进流质或半流质饮食、控制大便两天,每次便后用1：5 000高锰酸钾溶液坐浴,5～7天拆线。

3.内括约肌侧切术

内括约肌切开后,可降低肛管静息压,阻断痉挛,给肛裂提供愈合的机会。1951年,Eisenhammer首先发表了关于内括约肌切开术治疗肛裂论述。内括约肌切开操作最初是在后正中进行,但后来发现在该位置手术可造成肛门轻度畸形和功能受损,因此逐渐被侧切术代替。目前内括约肌侧切术具体可被分为闭合式和开放式两种。

(1)开放式内括约肌侧切术:患者取侧卧位,常规消毒、麻醉。①在肛门两侧,3点或9点位,肛缘外1 cm做一长1～2 cm的横行切口。②自切口处向上,用小弯头血钳分离肛管皮肤和括约肌至齿线处。③止血钳退至括约肌间沟,并自该处插入,在示指引导下从内括约肌下缘外侧向齿线方向分离至黏膜下,但不能穿透黏膜。④将内括约肌挑出切口,直视下切断,切断后内外括约肌间沟消失。⑤贯穿缝合切口,加压包扎固定,术毕。

(2)闭合式内括约肌侧切术:患者取侧卧位,常规消毒、麻醉,用小刀片自括约肌间沟刺入,直接切断内括约肌,缝扎止血、加压包扎固定,术毕。

术后处理:术后控制大便两天,每次便后用1：5 000高锰酸钾溶液坐浴清洗,5天后拆线。

4.病理组织切除、括约肌松解术

该手术方法是目前安氏疗法治疗陈旧性肛裂的主要方法,由传统肛裂切除术和内括约肌切断术以栉膜带学说为基础演变而来,具有创面表浅,出血少、术后恢复快等特点,目前是治疗陈旧性肛裂的较好手术方法。

(1)适应证:各型陈旧性肛裂。

(2)操作方法:取侧卧位,常规消毒铺巾,局部麻醉松弛肛门。①以齿线以下肛裂口顶端为起点,沿裂口向肛缘外做一放射状的梭形切口,切口长度不少于肛裂口长度的3倍。②将切口范围内的游离皮肤、裂口溃疡面和哨兵痔剪除,使其成一梭形的新鲜创面,有皮下瘘者可一并切开。③结扎并切除增生肥大的肛乳头。④沿创面基底向深部纵行划开,松解裂口瘢痕和肥厚增生的内括约肌下缘,使肛门松弛,切开后以容纳两指为宜。⑤止血包扎,术毕。术后正常饮食、常规换药。

(3)术后处理:便后坐浴并常规换药。

(4)操作要点和注意事项:①梭形创面的宽度和长度应适中,宽度略超过肛裂口的最宽处即可,长度的以裂口长度的3倍为宜。如果肛裂较深时,还可适当延长切口并切断外括约肌皮下部,以保证引流通畅。②肛裂在后正中,即截石位6点时,梭形切口应在5点或7点,以避免术后臀沟挤压,伤口愈合缓慢。③注意保留肛管上皮,不宜切除过多,防止术后形成较大的瘢痕。④术中纤维化的括约肌已经松解,即便是由其导致的肛门狭窄亦可去除,因此不必在术后扩肛,过度的扩张反而会使内括约肌切口扩大,对正常肌肉组织造成损伤。

5.挂线术

肛裂挂线术实际是通过勒割慢性切开外括约肌皮下部和部分内括约肌,达到解除痉挛的目的,该法可作为治疗肛裂的方法之一。但由于其术后可引起较剧烈的疼痛,因此目前临床较少使用。

(1)适应证:Ⅱ期陈旧性肛裂。

(2)操作方法:取侧卧位或截石位,常规消毒铺巾,局部麻醉松弛肛门。①扩肛至3~4指。②在截石位6点距肛门缘1 cm处做一小放射状梭形切口。③用小蚊式钳自切口进入,示指肛内引导下向齿线方向钝性分离外括约肌皮下部和部分内括约肌,并自齿线处穿出。④用止血钳顶端夹住橡皮筋,并自肛缘切口处拉出,使皮筋贯穿肛缘和齿线处,拉紧皮筋两端并用丝线结扎。⑤包扎固定,术毕。

(3)术后处理:便后坐浴并常规换药。一般不需再次勒紧皮筋,术后5~7天可脱落。

6.皮瓣成形术

(1)适应证:陈旧性肛裂伴肛管皮肤缺损者。

(2)操作方法:取侧卧位,常规消毒铺巾,局部麻醉松弛肛门。①自肛裂处齿线上方0.5 cm起,沿肛裂正中做一纵行切口至肛缘,切断部分内括约肌纤维。②在切口下端肛缘外,继续做分叉切口,使其呈倒Y形。③游离肛缘外呈倒V形皮片,并将其向肛管内牵拉,将皮片的两边缘分别缝合于肛管内纵切口的两侧皮肤,使倒Y形切口变成倒V形缝合。④无菌敷料加压固定,术毕。

（3）术后处理：术后控制排便3天后正常饮食，每次排便后用1∶5 000高锰酸钾溶液坐浴并换药。术后7天可拆线。

第四节　肛门失禁

肛门失去控制大便的功能称为肛门失禁。失禁的程度又分为以下3种情况：肛门对干粪便能控制，而对稀便不能控制时称为不完全性失禁；对于干、稀便都不能控制时称完全性失禁；基本上能控制大便，但对稀便控制的不完善，当稀便已到肛门口时，括约肌才收缩，这时已有少许稀便溢出肛门口外面，此称为感觉性失禁。

一、病因病理

完整的排便控制功能包括五个因素：乙状结肠与直肠具有大便的储存功能，肛直角正常，内括约肌持续轻微收缩，直肠反射弧的完整，灵敏的括约功能。这5个因素中，任何一个发生障碍，都能引起不同程度的肛门失禁。主要有以下几方面原因。

（1）肛管直肠环损伤：是较多见的原因。肛门直肠手术切断了肛管直肠环；肛门直肠局部注射药物，刺激性强、浓度过大、部位太深；局部涂腐蚀性过强的药物，局部广泛感染，肛门直肠部大面积深度烧灼等；亦可致肛管直肠环瘢痕化而失去括约肌功能；分娩Ⅲ度会阴撕裂、麻醉下强烈过度扩肛等；均可损伤肛管直肠环。肛管直肠环的损伤使肛门失去灵敏括约能力，产生肛门失禁。

（2）括约肌发生功能性障碍：长期重度脱肛或内痔脱出，使括约肌疲劳而松弛；或局部瘢痕，使括约肌收缩功能障碍而肛门闭合不严。

（3）肛管组织缺损：多因肛瘘手术，肛管皮肤与周围组织切除过多，形成较深的瘢痕沟而引起关闭不严。

（4）由于手术或瘢痕挛缩，使肛管和直肠正常的生理性角度被破坏，失去直肠壶腹的暂存粪便功能，从而造成失禁，如肛门前移。

（5）神经性疾病、中枢神经障碍：脊髓神经或阴部神经的损伤，如胸腰椎断压截肢或手术、病变侵袭等造成的骶神经或阴部神经损伤，致使支配肛门的神经失去正常功能，肛门括约肌不能随意收缩、舒张。休克、中风、突然受惊之后出现的暂时性大便失禁,胸、腰、骶椎断压损伤致截瘫后的大便失禁。

(6)肛管直肠先天性疾病:先天性无括约肌,肛管直肠环发育不完全及脊柱裂,脊髓脊膜膨出等。

(7)外伤因素:由工伤、外伤、灼伤、化学伤等,引起肛门括约肌受损;也可因肛周组织破坏、瘢痕的形成影响肛门括约肌收缩功能。

二、临床表现

患者不能随意控制排便和排气,肛门部常有粪便、黏液、分泌物污染、肛门周围潮湿、久之瘙痒、糜烂或出现湿疹。

(1)完全失禁:完全不能随意控制排便,排便无数次,咳嗽、走路、下蹲、睡眠时都可有粪便和肠液流出,污染衣裤和被褥。

(2)不完全失禁:不能控制稀粪,干粪能控制。

(3)感觉性失禁:不流出大量粪便,当粪便稀时,排便前常不自觉有少量粪便和黏液溢出,污染内裤,腹泻时更重,常有黏液刺激皮肤。

三、诊断

根据患者既往有不能随意控制排便排气的病史,结合局部检查,即可诊断。

局部检查:指诊肛门松弛,嘱收缩肛门时括约肌收缩力减弱或完全无收缩功能。指诊检查括约肌,应了解其失去功能的性质,损伤部位和程度。

因脊神经的损伤而造成失禁者,肛门外观无改变,括约肌也完整,但无收缩功能。因外伤使括约肌断裂而造成的肛门失禁,可触到括约肌断裂或裂口处瘢痕,括约肌有活动力但不能收缩肛门。因灼伤等原因使肛门部形成广泛瘢痕,造成肛门失禁者有两种情况:一种是括约肌完整,有收缩力,但因瘢痕粘连和包裹,括约肌的收缩不能使肛门闭合;一种是括约肌与周围组织形成瘢痕,根本无收缩功能。因肛门外某处局部瘢痕牵扯,括约肌收缩时,肛门闭合不严。因脱肛,内痔长期脱出,造成括约肌萎缩者,局部无瘢痕和畸形,只是肛门口稍张开或黏膜外翻。

目前,国内其他医院采用肛管直肠测压、肌电图、生理盐水灌肠试验帮助诊断。

(1)肛管直肠测压包括肛门内括约肌控制的静息压、肛门外括约肌随意收缩时最大压力、舒张时刺激的知觉阈、舒张时的知觉阈。在大便失禁时肛门静息压和最大压力下降。

(2)肌电图检查反映括约肌的生理活动,是了解神经和肌肉损伤部位与程度的客观依据。

（3）患者检查时取坐位，用细导管插入直肠，以恒定的速度灌注温盐水1 000 mL，记住漏液前的灌注量和最大灌注量，肛门失禁的患者两者均明显下降。

四、治疗

(一)肛门括约肌修补术

（1）适应证：肛门括约肌断裂所致的肛门失禁。

（2）操作方法：患者截石位或侧卧位，常规消毒，骶管麻醉下，直肠内用碘伏消毒，于肛门括约肌断端瘢痕外侧 1 cm 处，做半环形切口，切开皮肤及皮下组织。找到括约肌的两个断端，并将括约肌与周围瘢痕组织分离，适当地切除一部分括约肌断端之间的瘢痕组织，但不宜切除过多，以免缝合时撕裂括约肌的断端。然后用铬制肠线或丝线做 U 形缝合，最后缝合皮下组织和皮肤，有时只缝合一部分皮肤，以便引流，外覆盖无菌敷料。术后 5 天控制大便，进全流质饮食2 天，术后 5～7 天拆线。如有感染可提前拆线，以便引流。

(二)外括约肌紧缩术

（1）适应证：括约肌松弛，不完全性失禁，无瘢痕缺损者。

（2）操作方法：取侧卧位，常规消毒，行局部麻醉或骶管麻醉。①在截石位3 点和 9 点位距肛缘 1 cm 处，分别做一放射状切口，切除游离皮肤，分离皮下组织，使外括约肌暴露。②将蚊式止血钳垂直插入肌束内并予以分离，分离肌束的多少由肛门松弛程度决定，挑起被分离的肌束，以细丝线贯穿缝扎，切除缝扎线以上肌肉组织。紧缩后的肛门在麻醉下应可容纳 2 指而略紧。③创面止血，不必缝合，包扎固定，术毕。术后每天换药至伤口愈合。

(三)括约肌折叠术

（1）适应证：肛门括约肌松弛，收缩无力，未断裂的肛门完全性失禁。

（2）操作方法：取截石位，常规消毒，行局部麻醉或骶管麻醉。①在肛门前方，9 点至 3 点位，距离肛缘 2 cm 处，做一半环形切口。②游离切口和肛缘间的皮肤、皮下组织，并向后翻转，暴露出外括约肌，可见外括约肌由肛门两侧向内向前，行向会阴。③自两侧外括约肌汇合处向肛管方向分离，可见到与内括约肌形成的三角间隙。缝合两侧外括约肌，闭合间隙，使肛门紧缩。④缝合皮肤，术毕。

(四)肛门环缩术

（1）适应证：肛门括约肌松弛无力的失禁。

(2)操作方法:取侧卧位或截石位,常规消毒,行局部麻醉或骶管麻醉。①在肛门前后正中位置(12 点位和 6 点位),距肛缘 2 cm 处,各做一小放射状梭形切口,切开皮肤约 0.5 cm。②切除游离皮肤后,用弯头止血钳在前正中切口创面上向下分离皮下组织,至外括约肌下缘。③环绕肛门沿右半侧外括约肌下缘做钝性分离,直至止血钳钳尖自后正中切口穿出。④穿出后钳夹住可吸收缝合线的一端,并退钳将其从前正中切口拉出。同法将该可吸收缝合线另一端置入肛缘左半侧皮下,使其围绕肛门成一圆环,而两线头均位于前正中切口。⑤助手将示指放入肛内,术者拉紧两线头并结扎,以肛门紧贴示指为度。⑥剪除多余缝合线,将线头埋入外括约肌皮下层下方,缝合皮肤前后正中切口,术毕。另外也有人用大弯圆针代替止血钳,将可吸收线贯穿切口;还有人选择用金属丝线代替可吸收缝合线,但置入半年后须取出。

(五)骶尾韧带移植术

(1)适应证:直肠全层脱垂,肛门完全失禁。

(2)禁忌证:有严重的全身疾病、痢疾、肠炎、腹泻者。

(3)操作方法:患者取膝胸位或倒置位,髋关节弯曲,两膝跪于床端。头部稍低,取 1%利多卡因做骶管麻醉。

局部常规消毒,麻醉下,在骶尾部距肛门皮下括约肌 2 cm 处,作 7 cm 长的纵行切口,切开皮肤,皮下组织,用剪刀钝性剥离切口两侧的皮瓣各 2 cm,显露出骶尾韧带,在骶尾韧带的中心线处,纵行切开 7 cm,并将韧带的外侧和上端处切断。分别游离出两个 7 cm 长,1.5 cm 宽的韧带。

在肛门前面会阴皮肤部位做一 2 cm 长切口。用弯止血钳在肛门右侧皮下做一隧道从骶尾皮下与筋膜之间穿出并夹在左侧筋膜带的上端,将筋膜带从隧道中牵到会阴切口部位,以同样的方法将右侧筋膜从肛门左侧的皮下隧道牵引到会阴部切口部位,使两个筋膜带里交叉会合并用丝线"8"字形缝合。在缝合时肛门口能通过示指为宜。先缝合会阴部皮肤切口,再缝合骶尾部皮肤切口并在下部放一胶条引流(术后 1 天取出),外覆无菌敷料固定。

术后注意预防局部感染,用抗感染药物,可禁食 3～5 天,控制不排大便。

(六)会阴修补术

(1)适应证:分娩造成的三度会阴裂伤,阴道后壁和直肠断裂,括约肌断裂造成的失禁。

(2)术前准备:术前两天进半流质饮食,术前 6 小时清洁灌肠。

（3）操作方法：患者取截石位，局部消毒，局部麻醉，先将两侧小阴唇缝于大腿上，用作牵引，再用剪刀剪除直肠阴道下部的瘢痕组织，以钝性和锐性解剖分离，使阴道后壁与直肠前壁分开，切口边缘上的瘢痕组织均予切除。以丝线做间断缝合，将直肠前壁重新修补，下至肛门边缘。找出括约肌断端，用丝线缝合2～3针，再缝合肛提肌，然后修补阴道后壁，间断缝合阴道黏膜和会阴部皮肤，伤口用灭菌纱布覆盖。

（七）臀大肌移植括约肌成形术

（1）适应证：括约肌损伤或先天性无括约肌以及不能用括约肌修补术治疗的肛门失禁。

（2）操作方法：患者取截石位，局部消毒，麻醉下，于尾骨至坐骨结节之间臀部两侧各做一斜切口，长5 cm，切开皮肤，皮下组织，露出臀大肌，从两侧臀大肌内侧缘分离出两条2～3 cm宽的肌束，在与坐骨结节相连端切断，保留后端与尾骶骨相连，将断端肌束牵拉在肛门后方交叉，绕过肛管，在肛管前方与对侧肌束交叉缝合。覆盖无菌敷料，术后应用抗生素控制感染，5～7天拆线。

总之，肛门失禁的治疗和手术方法很多，根据不同病情选择相应手术方式及术后的辅助治疗以及全身情况的好坏均是治疗成败的关键。

关于术后肛门功能评定标准，张庆荣提出4类评判标准。①优等：排便功能与正常人相同。②良好：干粪便可控制，稀粪便不能控制。③较差：粪便常污染内裤，需灌肠治疗及带垫。④无效：不能控制粪便及排气，粪便随时流出。

专家认为，在肛门直肠手术中预防肛门失禁的发生是临床医学应高度重视的问题。术者应熟练掌握肛门局部解剖知识，避免在术中损伤肛管直肠环或切除过多肛管皮肤及周围组织。对痔环切术、高位复杂性瘘等应慎重选择手术方法，更要具有高度责任心，切忌鲁莽行事，以免给患者生活带来极大的痛苦和终身残疾。

第五节　肛门狭窄

一、病因

本病病因进行归纳，有以下4个原因。

(1)先天性畸形:在胚胎中,直肠与肛管之间的肛门直肠膜发育异常,出生后此膜未消失或裂开不全,形成肛门闭锁或肛门狭窄(又称小肛门),出生后肛门闭锁处理不当,可以导致肛门狭窄。

(2)炎症:如肛门直肠周围脓肿、肛瘘、溃疡、梅毒、淋病、性病淋巴肉芽肿等局部炎症侵及肛管和肛门,致使纤维组织增生,瘢痕挛缩形成狭窄。

(3)损伤和手术不当:如肛门部外伤、烫伤、激光;手术时切除肛管皮肤太多;结扎痔核在 3 处以上未保留足够的皮桥;外用腐蚀性药物,注射硬化、坏死剂导致局部瘢痕组织过度增生,均可引起狭窄。近年来有人将用于治疗胃底食管静脉扩张的药物聚桂醇注射液用于肛门直肠局部疾病的治疗,该药局部注射后可快速导致血管闭塞,进而导致局部组织缺氧坏死。正常组织坏死后,大量瘢痕组织再生修复,瘢痕挛缩,常导致严重的肛管狭窄。专家临床统计,约 80% 的瘢痕性肛管狭窄是由外涂腐蚀性药物和激光烧灼所致,其余为各种手术不当引起(如注射硬化剂、坏死剂或手术切除肛管皮肤过多)。这些因素造成肛管皮肤损伤过多,伤口愈合过程中瘢痕挛缩即引起狭窄。因此,临床医师应努力提高技术水平,采用科学的治疗方法,不应盲目扩大药物适用范围,也要避免医源性损伤。

(4)肿瘤:肛管局部肿瘤、性病性淋巴肉芽肿、平滑肌瘤、畸胎瘤等,也可引起肛门狭窄。

肛门与肛管周围皮肤及皮下组织由于慢性炎症,发生组织细胞、淋巴细胞和单核细胞的炎症浸润及纤维结缔组织增生,形成瘢痕,造成肛管缩窄变形。这种病理改变常侵及肛门内、外括约肌,肛门括约肌中纤维结缔组织增生,肛门括约肌顺应性变差,导致肛门狭窄。肛管周围良性肿瘤压迫或与括约肌粘连,炎症浸润,影响括约肌弹性和舒张或病变压迫肛管使腔道变窄,均可造成粪便通过困难。

二、临床表现

肛门狭窄所具有的特殊症状是排便困难,便条变细或呈扁条形,患者自觉肛门变小。由于排便时通过狭窄处造成损伤,便时、便后均有疼痛和肛门挛缩感觉,排便困难造成排便的恐惧症,进而导致习惯性便秘,并可继发肛裂。长期排便困难者还伴有腹胀、腹痛、恶心、食欲缺乏、消瘦等全身症状,严重的瘢痕性肛门狭窄,肛门括约肌顺应性变差,舒张收缩功能均受影响,排便困难同时由于肛门闭合不全,导致肠液外溢,刺激肛周皮肤出现湿疹、瘙痒等。

三、诊断与鉴别诊断

根据患者临床症状,追溯病史,如肛门部发生过感染,做过手术以及注射疗法或外用腐蚀性药物等。肛门局部检查时,肛门或肛管狭小,示指通过困难,有的可摸到坚硬环状狭窄或管状狭窄,肛门处有时可见浅的裂口。可做钡剂灌肠拍片,排除肛管以上的直肠结肠有无病变,如肛管狭窄不十分严重,做结肠镜检查进一步明确有无其他结直肠占位病变。

(1)肛管狭窄与肛裂鉴别,肛裂有典型的溃疡,无手术史,伴有括约肌痉挛。

(2)肛管狭窄与肛门梳硬结症鉴别,肛门梳硬结症多为某一点硬结,不伴有狭窄现象。

四、治疗

(一)传统手术疗法

手术方式较多,可以随症选择,适于瘢痕性狭窄、肛门皮损过多者。

1.扩肛术

侧卧位或截石位,局部消毒,局部麻醉下,在肛门后正中线上,切开肛管皮肤和一部分括约肌,使肛门扩大,能顺利通过手指。术式同肛裂切开法。外用赛霉安散、生肌膏纱条,纱布覆盖。术后每天坐浴、换药,定期扩肛。

2.扩肛缝合术

(1)适应证:瘢痕性肛门狭窄。同扩肛术麻醉,为防止术后复发,不仅切开狭窄,而且要扩大肛门。

(2)手术操作及术后处理同肛裂切开缝合法。采用纵切横缝,使肛门扩大。有炎症时不宜使用此法,此法优点是不留瘢痕,伤口愈合快。

以上两种方法,操作简单,容易掌握,收效快。松解术后,在麻醉状态下,以3个指尖可自由进出肛门为度。术中切勿损伤过多的肛周皮肤、皮下组织,造成新的狭窄,术后中药坐浴,局部换药。

3.纵切横缝术

(1)适应证:有肛门半周瘢痕狭窄。

(2)操作方法:患者截石位或侧卧位,局部消毒,麻醉下,于肛门瘢痕侧做一纵行菱形瘢痕切除,然后做横行缝合,使肛门与肛管直径扩大,在肛门缘外(瘢痕侧)2～3 cm处做半环形减压切口,胶管缠纱条,肛门内填塞扩张肛管,包扎固定,术后每天坐浴,换药,5～7天拆线。术中要注意肛管顶端狭窄,松解瘢痕时,切口以切开瘢痕为度,不宜过深,以免伤及括约肌和出血。

4.星状皮肤移动,肛管成形术

(1)适应证:肛管管状狭窄,大面积瘢痕。术前 3 天进少渣饮食,预防性应用抗菌药物,手术当天清洁灌肠、备皮。

(2)操作方法:截石位,常规消毒,在骶管麻醉下,于肛门前后的切口范围内,各选择一处,切开瘢痕,直达正常的直肠黏膜和肛门皮肤,并根据肛门狭窄的范围程度,在肛门两侧彻底切除瘢痕组织,扩肛后以能使肛门容纳双指为度。此过程不可损伤肛门内、外括约肌,将直肠黏膜用组织钳提起,潜行向上游离 2 cm,止血后在肛门左右两侧,各做 3 个联合的 V 形皮肤切口,切口直至皮下组织尖端向外,皮瓣最大宽度为 3～5 cm,潜行游离皮瓣四周。皮瓣中心处应与皮下组织相连,以防供血障碍。将皮瓣内缘(即靠肛缘侧)和拖出的直肠黏膜,用 1 号丝线环状间断缝合,再将皮肤切口用 1 号丝线做 V、Y 形间断缝合,此时肛门皮肤即向肛管内滑动,推移 2～3 cm,形成新的肛管皮肤。肛管内放置油纱条,橡胶管,以压迫止血、固定皮瓣和肛门排气,肛门用敷料覆盖,胶布固定。

患者术后控制大便 3～4 天,给流质无渣饮食,便后安氏熏洗剂坐浴,肛门皮肤缝线处消毒,保持清洁,肛门注入九华膏,6～7 天拆线。缝线处如有水肿可用高渗盐水纱布湿敷,术后 10 天根据情况开始扩肛,每周 1～3 次。本法是肛管和直肠下端切开,切除瘢痕使肛门舒张,再对肛周皮肤 V 形切开,又以 Y 形缝合法,使皮瓣内移,并与游离的直肠黏膜缝合,重建肛管。但如有括约肌损伤者,可配合采用肛门紧缩术,注意伤口感染。

5.肛门 Y-V 成形术

(1)适应证:用于瘢痕半环状或环状肛管狭窄。

(2)操作方法:患者取截石位或侧卧位,常规消毒,骶管麻醉下,在肛管前后正中线各做一口切入肛管。切口外端在肛门外再做两个切口,使切口呈 Y 形,切开皮肤及皮下组织,游离皮瓣,将皮瓣尖部牵拉向肛管,缝合于肛管切口的上端,然后缝合其余切口,使 Y 形切口变成 V 形。这样肛门即可扩大舒张。

(二)安氏瘢痕松解芍倍、糜蛋白酶注射术

(1)其治疗瘢痕性肛门狭窄主要机制在于:瘢痕组织是肉芽组织经改建成熟形成的老化纤维结缔组织,主要由胶原纤维构成,而胶原纤维主要由胶原蛋白组成。糜蛋白酶为胰腺分泌的一种蛋白水解酶,能迅速分解变性蛋白质。芍倍注射液局部注射后,可在短时间内引起血管收缩,并引起蛋白质凝固变性,组织呈均质化改变,并有裂解现象。多点位瘢痕松解狭窄瘢痕环后,首先在瘢痕部位注射芍倍注射液,引起瘢痕内胶原蛋白变性,然后注射糜蛋白酶,糜蛋白酶将变性蛋白质水解,最后瘢痕组织减少消失,肛门狭窄得到治愈。该种方法创伤小,避免新生瘢痕形成,近期和远期效果均理想。

(2)操作方法:患者右侧卧位,局部常规消毒,0.5%利多卡因局部麻醉成功后,以1‰苯扎溴铵消毒肛管及肠腔。肛门镜下在狭窄瘢痕环表面做4~6处纵行切口,将芍倍注射液与0.5%利多卡因配成1:1浓度,用5 mL注射器,7号针头抽取药液;把芍倍注射液均匀注射于已松解之瘢痕部位,总量控制在10~15 mL,而后于上述位置注射以灭菌注射用水溶解的糜蛋白酶溶液10~15 mL,再以浸有糜蛋白酶溶液的纱布缠绕于胶管表面,置于肛管内,支撑固定已松解的瘢痕环。

术后用中药外洗创口,肛门换药,6~10天伤口愈合。注射方法具有痛苦小,恢复快,手术方法简单,疗效可靠等优点。

第六节　肛门直肠周围脓肿

一、概述

肛门直肠周围脓肿,简称肛周脓肿,是肛门直肠周围软组织急性化脓性感染的结果。绝大部分肛周脓肿源于肛腺的感染,也有极小部分由其他因素导致。

肛周脓肿在任何年龄均可发病,但多见于20~50岁中青年,男性多于女性,婴幼儿也可发病。肛周脓肿发病多突然、进展快,可引起患者肛周局部剧烈疼痛,重者还可出现发热等全身症状,脓肿破溃脓出后可形成肛瘘。临床多将其作为一种急症处理,因及时积极的治疗不但能减轻患者痛苦,还可避免病情加重和复杂化。

二、病因

(一)肛腺感染

肛窦位于肛瓣之后,呈漏斗状,开口向上,干硬粪块擦伤肛瓣或肛窦内存积粪屑杂质等污物,均可引起感染并致发肛窦炎。肛窦底端经肛腺导管与肛腺相连,肛窦感染后,可经肛腺导管蔓延至肛腺并形成肛腺炎,如未得到控制,感染可继续通过肛腺经淋巴和血管向肛管直肠周围各间隙和疏松组织扩散并化脓,最终形成相应间隙的脓肿。肛腺感染是肛周脓肿的主要致病因素,据统计99%以上的肛周脓肿来源于肛腺感染。

(二)血行感染

某些全身性疾病,如糖尿病、白血病、再生障碍性贫血等,可使身体抗感染能力下降。此时如病原菌随血液运行至肛周,则易导致脓肿。与肛腺感染不同的是,血行感染引起的脓肿没有内口,手术时只需切开引流即可。

(三)邻近组织感染

肛周间隙邻近组织的感染,如直肠肛管损伤后感染、肛周皮肤的毛囊汗腺感染及骶尾骨的化脓性感染等。上述感染若未及时得到控制,可蔓延至肛周间隙,导致发生肛周脓肿。

(四)医源性感染

医源性感染引起的肛周脓肿可见于:①传统直肠脱垂手术时向骨盆直肠窝注射硬化剂。②痔、裂等其他直肠肛管手术时局部麻醉操作不当。③会阴部手术术后护理不慎。

(五)性激素水平

肛腺的发育和功能主要受人体性激素调节。随着年龄的变化,性激素水平亦有相应的变化,可直接影响肛腺的增生与萎缩。因肛周脓肿多与肛腺感染有关,故其发病率也随之升高和降低。新生儿或婴幼儿体内,有一段时期雄激素的水平较高,其来源除由母体获得外,与新生儿副肾性雄激素分泌旺盛亦有关系。由于雄激素的作用,新生儿的脂腺特别发达,如有感染因素,易患肛周脓肿。随着新生儿的发育成长,一过性的雄激素高水平可发生生理性下降,一过性发达的肛腺与其他脂腺也随之萎缩。因此,儿童至青春期以前,肛周脓肿的发病率极低。到了青春期,体内的性激素又开始活跃,一部分脂腺特别是肛腺又开始发育、增生,分泌又趋旺盛。此时若肛腺液排泄不畅,则易造成肛腺感染而发生肛腺炎,所以成年后,肛周脓肿的发病率又有所上升。进入老年期,雄激素水平开始下降,肛腺也随之萎缩,所以肛腺不易感染,肛周脓肿也不多见。

(六)免疫因素

任何感染性疾病的发生与否和发生后的轻重程度,都与其自身免疫功能的强弱有关。较强的免疫功能可避免肛周脓肿的发生或使病灶局限,免疫功能低下时则相反,如白血病患者免疫功能减弱,其患肛周脓肿的概率明显高于正常人,且病灶范围均较广。

三、病理

肛周脓肿的病理改变过程一般可分为四期。

(一)感染形成期

在多种因素或单一因素的影响下,肛窦感染会引起局部炎症,从而导致肛周脓肿的原发病灶形成。

(二)炎症浸润期

感染和炎症自肛窦经肛腺导管蔓延至肛腺后,又自肛腺经淋巴和血管向肛管直肠周围各间隙和疏松组织扩散。扩散过程中,炎症刺激下的毛细血管通透性增高,血浆成分大量渗出并在组织间隙中潴留,形成炎性水肿,水肿压迫末梢感觉神经引起疼痛。炎症还刺激小动脉充血,使局部血流量加快、增多,导致皮肤变红和皮肤温度升高,加之局部代谢增强,产热增多,故有热感。此时肛周炎形成。

(三)化脓期

在炎症浸润扩散期,大量白细胞向感染病灶移动和集中,同时感染灶发生变性和坏死,坏死组织被白细胞或自身产生的蛋白水解酶液化形成脓液并形成脓腔。脓液一般为黄色或黄绿色浑浊液体,是由脓细胞即变性坏死的中性粒细胞、液化的坏死组织、少量浆液、纤维素和病原菌所组成。脓液形成后可继续向周围正常组织浸润,使脓腔范围逐步扩大。

(四)脓肿吸收期或破溃期

小的脓肿可自行吸收而消散,脓肿较大时不易被吸收,可自行破溃或需切开排脓。脓出后,脓腔逐渐由肉芽组织填充并不断缩小,最终可形成瘘管。

四、分类

对于肛周脓肿的分类方法较多,例如按发病过程可分为急性肛周脓肿和慢性肛周脓肿;按感染病菌种类不同,可分为特异性肛周脓肿和非特异性肛周脓肿;按脓肿的发展结局可分为瘘管性肛周脓肿和非瘘管性肛周脓肿。目前临床上被广泛应用的是按发病部位分类,包括肛提肌以下脓肿(低位)和肛提肌以上脓肿(高位)。

(一)肛提肌以下脓肿(低位)

肛提肌以下脓肿(低位)包括坐骨直肠间隙(窝)脓肿,肛门前,后间隙脓肿,低位肌间脓肿和肛门周围皮下脓肿,直肠黏膜下脓肿虽多位于肛提肌以上,但位置表浅,专家认为亦应归属为低位脓肿。

(二)肛提肌以上脓肿(高位)

肛提肌以上脓肿(高位)包括骨盆直肠间隙(窝)脓肿、直肠后间隙(窝)脓肿和高位肌间脓肿。

五、临床表现

不同位置的肛周脓肿,有不同的临床表现。

(一)低位肛周脓肿

1.坐骨肛门窝脓肿

坐骨肛门窝脓肿是最常见的一类肛周脓肿。初期肛周有持续性疼痛感,不甚剧烈,局部红肿不明显,指诊可扪及肿块。随着病情发展,脓肿形成,局部肿胀跳痛、灼热感逐渐加重,可影响排尿和正常行走,并可伴发热、身倦乏力等全身症状。肛周可见明显的红肿,皮肤温度升高,压痛明显,有波动感,病变范围可在一侧或双侧。

2.肛门前、后间隙脓肿

肛腺感染扩散到肛门前、后深间隙引起,发病时全身症状不显,局部以肿痛、灼热感为主,指诊皮肤温度升高、有波动感和压痛。肛门后深间隙脓肿如未及时治疗,可蔓延到与其相通的一侧或两侧坐骨直肠间隙,形成低位的后半马蹄或全马蹄形肛周脓肿;如同时向上蔓延穿透肛提肌侵及直肠后间隙,则形成高位马蹄形脓肿。虽然肛门前深间隙也与两侧坐骨直肠间隙相通,但感染极少向该处蔓延,而是易向会阴浅筋膜延伸,形成会阴部脓肿。

3.低位肌间脓肿

低位肌间脓肿位于齿线以下内、外括约肌之间,单纯的低位肌间脓肿范围局限,有明显疼痛,肛缘红肿不明显,指诊时肛管内有肿块隆起,压痛明显,如不及时治疗,可向坐骨肛门窝、骨盆直肠窝等间隙扩散。

4.肛门周围皮下脓肿

肛门周围皮下脓肿位于肛周皮下,是较常见的一种脓肿。局部红肿疼痛明显,指诊有波动感,易破溃和治愈。

5.黏膜下脓肿

黏膜下脓肿位于直肠黏膜下间隙内,因位置表浅,专家认为应归属于低位脓肿。其主要因肛腺感染引起,小部分由内痔注射不当感染所致。易在肛窦处破溃,部分可扩散至肛周皮下,形成皮下脓肿。发病时肛内有坠胀、疼痛感,肛周局部无明显病理改变,全身症状不明显。肛内指诊可触及直肠壁隆起,温度升高,有触痛和波动感,部分仅表现为直肠壁有压痛的硬结。

(二)高位肛周脓肿

1.骨盆直肠间隙(窝)脓肿

临床上少见,多因坐骨直肠间隙脓肿向上蔓延穿透肛提肌所致,少部分由肛腺感染直接扩散引起。因病灶位置高,起病初期症状不明显,多有不同程度的肛门周围和骶尾部沉重酸胀和便意感,有时影响排尿。病情进一步发展,会出现高热、寒战、精神萎靡、周身不适等全身症状,严重者出现脓毒血症甚至感染性休克。检查时指诊在肛提肌以上可触及到肿块,温度升高,有压痛和波动感,肛门镜下偶可见直肠黏膜肿胀。

2.直肠后间隙脓肿

直肠后间隙脓肿位于直肠后、骶骨前,多因肛门后深间隙脓肿向上扩散穿过肛提肌而形成,也有部分由肛腺感染扩散直接形成。临床症状与骨盆直肠窝脓肿相似,常有肛内重坠感,伴骶尾部钝痛,并向臀部放射,发热、周身不适等全身症状明显。指诊时尾骨与肛门之间有深部的压痛,肛内指诊可触及到直肠后壁肿块,有压痛和波动感。

3.高位肌间脓肿

高位肌间脓肿临床上极少见,位于齿线以上末端直肠的直肠环肌和纵肌之间,常由直肠炎症或直肠损伤并发感染形成。其主要临床症状为肛内坠胀疼痛,排便时可加重,肛周肛管一般无明显不适。指诊在齿线以上可触及到肿块,有压痛和波动感,肛门镜下见直肠壁圆形隆起,温度升高,表面可有糜烂。

六、诊断和鉴别诊断

(一)诊断

根据以上不同位置肛周脓肿的症状和体征,一般不难作出初步诊断。但为指导治疗,还应进一步明确脓肿的性质和部位,临床常用的诊断方法包括视诊、指诊、内镜检查、实验室检查等。

1.视诊

观察局部脓液及皮肤状态。脓液稠厚、色黄、量多,多是金黄色葡萄球菌等所致的急性炎症;混有绿色脓液,应考虑铜绿假单胞菌感染;脓液色黄而臭,多属大肠埃希菌感染;脓液呈清稀米泔样,多属结核分枝杆菌感染;脓血相混,夹有胶

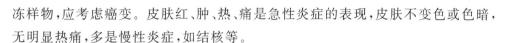

冻样物,应考虑癌变。皮肤红、肿、热、痛是急性炎症的表现,皮肤不变色或色暗,无明显热痛,多是慢性炎症,如结核等。

2.指诊

指诊对检查脓肿的形态、性质、深浅、范围、走行,有无合并瘘管以及所累及肌肉等都有重要意义。

3.内镜检查

内镜检查是检查黏膜下脓肿、高位肌间脓肿及脓肿在肛内原发感染病灶的重要手段。检查黏膜下和高位肌间脓肿时,可在镜下观察到直肠腔中有局限性异常隆起,后者可有表面糜烂或脓性物附着。检查肛窦处原发感染病灶时,肛门镜下可见感染的肛窦充血、水肿,有时因肛门镜压迫肿胀脓腔,可见脓液自肛隐窝溢出。

4.实验室检查

可根据白细胞的计数与分类确定感染程度。一般情况下的脓肿,白细胞总数在 $20 \times 10^9/L$ 以下,如达到或超过 $20 \times 10^9/L$,则有败血症的可能。

5.脓液菌群培养和药敏试验

细菌培养可帮助了解致病菌的种类和性质,药敏结果可作为针对性用药的依据。

6.超声检查

超声检查,尤其是直肠腔内超声检查能够准确诊断肛周脓肿并判断其位置和范围。超声检查脓肿多表现为肛管直肠周围软组织内低回声或液性暗区,为圆形或椭圆形,亦有不规则形,边界模糊不清,后壁回声稍强。其中超声显示不均匀低回声型,为脓肿早期,软组织充血水肿改变,尚未形成脓液;超声显示不均匀液性暗区,为脓肿形成中期,软组织为蜂窝织炎伴部分液化;超声显示均匀性液性暗区,为脓肿后期,软组织坏死明显,大量脓液形成;超声显示强回声与低回声混合型,临床多因脓肿迁延时间较长,部分软组织机化,纤维组织增生,多是瘘管形成所致。

(二)鉴别诊断

肛门直肠周围脓肿应与下列疾病相鉴别。

(1)放线菌性脓肿:多发生在黏膜下与皮下,全身中毒症状重。局部脓肿、溃疡、瘘道常并存。脓肿浅在,脓液稀薄,其中有黄色颗粒(菌块)。

(2)结核性脓肿:多发生在肛提肌以下的间隙中,常与全身其他部位原发核并存,身体虚弱,发病缓慢,疼痛轻微。局部症状轻,脓液稀薄,常混有干酪样坏死组织。

（3）汗腺炎性脓肿：浅在分布于肛门周围皮下，脓肿间相互连通，与慢性窦道并存，脓液黏稠呈灰白色，味臭。化脓性汗腺炎范围广泛，常可累及肛周、臀部及会阴，病变部位皮肤色素沉着、增厚、变硬，患者多消瘦、虚弱。

（4）肛旁疖肿和毛囊炎：为化脓性细菌感染所致，病变在肛门周围皮下，位置表浅，皮肤红肿，易溃易敛，治疗后不会形成肛瘘。毛囊炎的红肿中心位置与毛囊开口一致，其中有脓栓及毛发和毛囊。

（5）坏死性筋膜炎：由包括需氧菌和厌氧菌在内的多种细菌混合感染引起，主要累及皮下组织和筋膜。该病起病急，进展迅速，局部疼痛剧烈，高热、寒战、乏力等全身症状明显。局部皮肤先红肿后破溃变黑，广泛坏死后出现感觉麻木，有时产生皮下气体，检查可发现捻发音。病程末期，病变组织液化坏死，味奇臭。

（6）骶前畸胎瘤：发生部位在直肠后，骶骨前。触之呈囊性、光滑有分叶，无明显压痛。如发生急性感染化脓，其症状与直肠后脓肿相似。X线片显示，骶骨与直肠之间可有肿块，内有不均匀的钙化影、骨质、牙齿和尾骨移位。

（7）梅毒性脓肿：多发生在皮下或坐骨直肠间隙，局部症状轻，脓液稀薄而污秽有臭味，全身梅毒体征，有性病史。血液检查时，梅毒抗体阳性，此种脓肿极少见，但亦不可忽视。

（8）肛旁皮脂腺囊肿：病程长，一般无皮肤改变，肿物呈圆形或椭圆形，表面光滑，柔软无压痛，有完整囊壁，内容物呈白色粉粥状，与肛管直肠无关联。急性感染后出现肿胀疼痛等症状。

七、治疗

（一）肛门直肠周围脓肿的手术治疗

肛门直肠周围脓肿的手术治疗原则。①脓肿一旦形成，宜早期切开排脓，勿待其自行破溃：因皮肤较坚韧，脓液易向深部或左右扩散，如果切开不及时，脓肿必然增大加深。②排脓要彻底，排脓后引流要通畅，不留盲腔：因盲腔内的脓液作为感染灶可继续向周围或深处扩散。③术中尽量找到内口：找到明确内口后，可行一次性根治手术，以防形成肛瘘后再次手术。④行根治术时，要正确处理肛管直肠环，防止发生肛门失禁的发生。⑤如未找到可靠的内口或肛提肌以上高位脓肿伴有全身症状较重者，宜先切开排脓，待形成肛瘘后再行二次手术。⑥若术中未顺利找到明确内口，不必强行探查，防止形成新病灶和假灶。

(二)寻找内口方法

寻找肛周脓肿内口最基本的方法是肛内指诊。绝大多数肛周脓肿起源于肛窦感染,指诊时可在齿线原发感染灶扪及硬结,并有压痛,此处一般即为内口。少数肛周脓肿单纯依靠指诊内口位置尚不能明确,须借助其他方法,但需明确脓肿扩散与括约肌的关系。

(1)在肛门镜下,如见肛窦有充血水肿或脓液流出,常为内口部位。不甚明确时,还可用钩形探针探查,帮助确定具体位置,注意探查时操作要轻柔,因黏膜经炎症刺激,质地变脆,容易造成假内口。

(2)术中排脓后,脓腔完全敞开前,可向脓肿内注入生理盐水,查看有无从肛窦流出,流出部位即为内口。

(3)切开排脓后,可在肛内以手指做引导,用探针经脓腔向可疑内口处探查,如可顺利探出,即可明确为内口。如不能探出,不可强行用力探查。

(4)脓出后,可沿坏死组织,逐步将脓腔敞开分离,直至齿线处内口。

(三)切开术

(1)切开术是目前临床治疗低位肛周脓肿最常用的手术方法。

(2)适应证:肛周皮下脓肿、直肠前后间隙脓肿、坐骨直肠间隙脓肿和黏膜下脓肿等低位肛周脓肿。

(3)黏膜下脓肿手术方法:取侧卧位或截石位,常规消毒铺巾,局部麻醉。①确定内口位置和脓肿范围。②在脓肿内口对应点位齿线下做放射状梭形切口。③肛门镜下暴露脓肿部位,与肠腔平行纵行切开,排出脓液后,将齿线上下切口贯通以保证引流通畅。④清除内口周围及脓腔内坏死组织。⑤结扎出血点、凡士林纱条或乳胶管引流,包扎固定,术毕。

其他低位肛周脓肿手术方法:取侧卧位或截石位,常规消毒铺巾,局部麻醉松弛肛门。①确定内口位置和脓肿范围。②在脓肿部位皮肤上做一以肛门为中心的放射状梭形切口(内口在截石位 6 点时,切口位置选取 5 点或 7 点位,下同),切口长度宜超过脓肿范围 0.5～1 cm。切除游离皮肤,切开皮下组织,用止血钳或手术刀敞开部分病灶排出脓液。③将探针探入脓腔,自内口探出后沿探针切开,使脓腔全部敞开。如内口位置和脓腔走行明显,亦可沿坏死组织直接切开。④修剪两侧创缘,清除内口周围及脓腔内坏死组织,以保证引流通畅。⑤止血、凡士林纱条引流、包扎固定,术毕。

(4)术后处理:便后冲洗、坐浴并常规换药。

(5)手术要点和注意事项：①切口的长度取决于脓肿范围的大小，范围越大，切口应越长，以保证引流通畅。切口宽度应能够使脓腔充分暴露，但一般不超过长度的1/3。②内口及脓腔定位要准确，大多数脓肿的内口和脓腔在同一点位，指诊即可确定。内口位置不明确时，可借助探针和肛门镜寻找，或沿坏无效腔直接将内口切开。③处理内口坏死组织时要彻底，不残留。清除脓腔坏死组织时，不必过度搔刮，以引流通畅为度，以防伤口扩大和疼痛加重。④切开脓腔后应使其引流通畅，切口远端不留"盲袋"，必要时可适当延长切口。

(四)低位切开高位挂线术

低位切开高位挂线术是在传统"挂线术"基础上演变而来的治疗高位肛周脓肿的手术方法。该方法较单纯挂线法的优势在于皮筋脱落时间变短、疼痛减轻及复发率下降，但被勒割的肛管直肠环因炎症浸润而韧性下降质地较脆，仍有一定概率造成肛门失禁。

(1)适应证：高位肛周脓肿。

(2)操作方法：取侧卧位，常规消毒铺巾，宜行骶管麻醉。①明确内口位置和脓肿范围。②按一般低位脓肿手术方法，完全敞开低位脓腔，充分排脓，如无低位脓腔，亦需在肛缘做切口并延至齿线内口处。③钝性分离肛提肌排出高位脓腔内脓液。④后端结扎橡皮筋的球头软探针自切口探入高位脓腔，沿脓腔底部轻柔而仔细地探查，同时以另一只手示指深入肛门，指针结合，寻找最薄弱处穿出，使橡皮筋贯穿脓腔和肠腔，将橡皮筋条两端收紧，结扎。⑤止血、包扎固定，术毕。

(3)术后处理：便后冲洗、坐浴并换药。一般在10～15天后皮筋可脱落。

(五)低位切开、高位乳胶管引流术

低位切开、高位乳胶管引流术是安氏疗法治疗高位肛周脓肿和高位肛瘘的一种经典方法。该法避免了传统挂线术持续勒割造成的长时间疼痛，不切开或部分切开肛管直肠环，与挂线术相比损伤更小，又没有肛门失禁的风险。并且只要内口和脓腔全部敞开。引流彻底，术后一般恢复较快，且瘢痕轻，不会复发。

(1)适应证：脓腔位置超过肛提肌的高位脓肿，包括骨盆直肠间隙脓肿和直肠后间隙脓肿。

(2)操作方法：取侧卧位，常规消毒铺巾，行局部麻醉或骶管麻醉。①确定内口位置和脓肿范围。②在肛缘与内口相同点位的皮肤上做一以肛门为中心的放射状梭形切口，切除游离皮肤，切开皮下组织，敞开部分病灶排出脓液。如无低

位脓腔存在,切开时可直接切到内口位置。③将探针探入脓腔,自内口探出后沿探针切开,使低位脓腔全部敞开。内口位置和脓腔走行明显时,亦可沿坏死组织直接切开。④自内口处沿坏死组织向上钝性分离,排出高位脓腔脓液。⑤示指探入脓腔内,适当扩创,以顶端带有侧孔的乳胶管,置入脓腔深部顶端,缝扎固定。⑥修剪创缘,清除内口周围及低位脓腔内坏死组织。⑦止血、凡士林纱条引流、包扎固定,术毕。

(3)术后处理:便后冲洗、坐浴。换药时,自乳胶管下端灌入生理盐水,彻底冲洗脓腔,使脱落坏死组织排出。经反复多日冲洗,流出的冲洗液清亮无杂质时,说明脓腔内坏死物已完全脱落,可拔管以油纱条引流。

(4)手术要点和注意事项:①术前和术中要对脓腔、内口位置做出正确判断,必要时可借助 B 超等辅助检查。②为保证引流通畅,术中可部分切断肛管直肠环,不超过全部 1/3 时不会造成肛门失禁。③无论低位脓腔是否存在,齿线以下都必须全部敞开,并做梭形切口,以防齿线以上的高位脓肿引流不畅。

(六)主灶切开、对口引流术

该手术方法是安氏疗法创始人安阿玥教授 1983 年首先创用(《肛肠杂志》1983 年第 3 卷第 2 期),是对肛肠疾病治疗的又一重要贡献。主灶切开、对口引流术适用于各种范围较大的肛周脓肿,术后创伤小、痛苦少、恢复快。该方法克服了将病灶全部敞开而导致的创面范围大,疼痛明显、恢复慢,瘢痕重,肛门变形等缺点。以引流通畅为原则,本术式化繁为简,在尽量少损伤肛周皮肤及皮下组织的同时,可达到最佳的引流效果,术后疗效明显。

(1)适应证:马蹄形脓肿和其他范围较大的肛周脓肿。

(2)操作方法:取侧卧位,常规消毒铺巾,行局部麻醉或骶管麻醉。①确定内口位置和脓肿范围。②在与内口相同点位的脓肿皮肤上做一以肛门为中心的放射状梭形切口,切除游离皮肤,切开皮下组织,敞开部分病灶排出脓液。③用探针或弯头止血钳探入脓腔,向肛窦方向轻轻探查内口,自内口探出后,沿探针或止血钳切开内口至脓腔间的组织。④示指或止血钳探查脓腔侧缘,探查的同时将脓腔内的纤维间隔钝性分离,以保证引流通畅。⑤在侧缘做放射状梭形切口,暴露脓腔,使之与主灶切口贯通。⑥修剪创缘,清除内口周围及脓腔内坏死组织。止血、凡士林纱条引流、包扎固定,术毕。

(3)术后处理:便后冲洗、坐浴并常规换药。如皮桥较窄,术后换药时可直接冲洗,用凡士林纱条贯穿切口引流;如皮桥较宽,则需术中置入带侧孔的乳胶管,每天换药时冲洗,待冲洗液清亮无絮状坏死物后,撤管换凡士林纱条引流。

（4）手术要点和注意事项：①术前和术中要对脓腔的范围、走行及与内口关系做出正确判断。②内口定位要准确，半马蹄或全马蹄形脓肿内口在截石位6点，其他脓肿内口的点位多与红肿最明显处相同。③主灶切口如恰在脓腔侧缘处，则只需在另一侧缘做一切口，但如皮桥过宽，则需在两切口间再做一切口，以免引流不畅。

（七）切开引流术

切开引流术可一次根治无内口的肛周脓肿。对于不宜行一次根治术者，可达到排出脓液、减轻痛苦、防止疾病蔓延和复杂化的目的。

（1）适应证：暂不适宜行根治术及无内口和未找到可靠内口的肛周脓肿。

（2）操作方法：取侧卧位或截石位，常规消毒铺巾，行局部麻醉。①明确脓肿范围。②在红肿最明显处做一放射状梭形切口，排出脓液。③脓腔较大时，以示指或止血钳探查脓腔，并将脓腔内的纤维间隔钝性分离，以避免脓液残留和引流不畅。④修剪创缘、止血、凡士林纱条或乳胶管引流、包扎固定，术毕。

（3）术后处理：便后冲洗、坐浴，换药时冲洗脓腔。

（4）手术要点和注意事项：术前要明确脓腔范围，切开时选择皮肤最薄弱、红肿最明显处。脓腔要引流通畅，范围较大或较深时，可放置乳胶管引流，必要时还可做两个或两个以上切口，形成对口引流。

第七节　直肠脱垂

一、概述

直肠脱垂是指肛管、直肠黏膜、直肠全层，甚至乙状结肠部分向下移位而脱出肛门外的一种疾病。本病各年龄均可发病，多见于小儿、老人、经产妇及体弱的青壮年。在儿童，直肠脱垂是一种自限性疾病，大多可随年龄增长而逐渐自行恢复正常，成人发病者则多随发病时间的增加而逐渐加重。长期反复脱垂，可引起神经损伤并导致肛门失禁，还可能出现出血、水肿、绞窄坏死、皮肤湿疹等并发症，因此需积极治疗。

二、病因

关于直肠脱垂发病机制的学说目前主要有两种，即滑动性疝学说和肠套叠学说。

(一)滑动性疝学说

1912 年由 Moschcowitz 提出,该学说认为直肠脱垂的发生发展实际是疝的发生过程。起初是直肠膀胱凹陷或直肠子宫凹陷在直肠前壁向下通过盆底而形成疝,当腹压增大时,直肠前壁随这个凹陷的加深向下滑动,通过直肠壶腹,逐渐脱出到肛门外。

(二)肠套叠学说

1968 年由 Broden 和 Senllman 提出,认为直肠脱垂是由直肠、乙状结肠相连接处出现肠套叠而引起,正常时该连接处固定于骶骨岬附近,固定点受伤后,套叠可反复发生,直肠部分被推压逐渐向下移位,乙状结肠部分亦被牵拉下移,最终脱出肛门形成本病。近年来较多的专家同意此学说。如 Theuerkanf 用特殊的 X 线活动摄影术,发现直肠脱垂首先发生在乙状结肠和直肠的交界固定点处,进一步证实了肠套叠学说的正确性。

基于包括以上两种发病机制在内的众多学说,可将直肠脱垂的病因概括为以下几点。①小儿时期身体发育不成熟:小儿直肠前侧和两侧凹陷较低、脊椎骶曲未形成而不能有效承托直肠、盆腔内的肌肉等支持组织发育不全而对直肠的牵拉力量不足等因素,导致腹压持续增高时,较成人更易形成脱出。这也是小儿直肠脱垂的主要的原因。②体质虚弱:妇女多次分娩、久病体弱、年老体衰、营养缺乏等可导致盆腔内肌肉组织松弛无力和直肠周围脂肪等支持组织缺乏,从而失去对直肠的支持固定作用,不能维持直肠的正常位置,易导致直肠脱垂。③腹压增加:久蹲和长期腹泻、便秘、慢性咳嗽、哮喘等疾病可持续性增加腹压,推压直肠下移而发生直肠脱垂。④牵拉作用:较大的痔核、肛乳头瘤、息肉等反复脱出肛门外,将直肠黏膜层长期向下牵拉,可引起黏膜松弛性脱垂。⑤损伤因素:手术、外伤等导致的肛门周围神经或肛管直肠环损伤,可引起肛门括约肌松弛,使其托举的力量减小,而易出现脱垂。

三、病理

(一)直肠黏膜脱垂

直肠黏膜层与肌层之间的组织发生分离、断裂,对黏膜的固摄作用消失,黏膜松弛、下移,甚至脱出肛门。如经常暴露在体外,受摩擦、挤压等刺激会出现循环障碍及炎症,并导致水肿、糜烂、黏膜增厚等病理改变。

(二)直肠全层脱垂

直肠周围的支持组织和肌肉松弛,固定提升功能减弱,使直肠与其分离下移,而出现全层脱垂,重者牵拉部分乙状结肠脱出肛门。除出现与黏膜脱出相同的病理改变外,脱出时间较长未能回纳者,还可发生肠壁坏死。

长期反复的直肠脱垂,可使肛门长期受到扩张而松弛无力,发生肛门松弛,而肛门松弛又进一步加重脱垂,形成"脱垂-肛门松弛-加重脱垂"的恶性循环。

四、分类

本病分类方法颇多,迄今尚未统一。常用的分类方法有以下几种。

(一)根据脱垂程度

分为不完全性和完全性两种。

(1)不完全性直肠脱垂:脱出部仅为直肠下端黏膜,故又称黏膜脱垂。脱出长度为 2~3 cm,一般不超过 7 cm,黏膜皱襞呈放射状,脱出部为两层黏膜组成。脱垂的黏膜和肛门之间无沟状隙。多见于儿童。

(2)完全性直肠脱垂:为直肠的全层脱出,严重者直肠、肛管均可翻出肛门外。脱出长度常超过 10 cm,甚至 20 cm,呈塔形,黏膜皱襞呈环状排列,脱垂部为两层折叠的肠壁组成,触之较厚,两层肠壁间有腹膜间隙。

(二)单纯性和非单纯性分类法

脱垂不伴有会阴正中疝者称为单纯性直肠脱垂。脱垂伴有会阴正中疝者称为非单纯性直肠脱垂。

(三)内脱垂和外脱垂分类法

内脱垂和外脱垂分类法是目前广泛使用的分类方法。

1.内脱垂

狭义的内脱垂是指直肠腔内肌层与黏膜分离,导致黏膜松弛。堆积肠腔但未脱出肛外者,多由便秘久蹲引起,一般在肛门镜检查时发现。广义的内脱垂还包括直肠内套叠,即脱垂较轻,肠管下移距离较短,未能脱出肛外或脱垂位置较高,肠管下套叠后仍位于直肠腔内而未脱出者,这两种情况是直肠脱垂的初始阶段,但因无脱出的症状,患者在此阶段一般不会就诊,故较少见。

2.外脱垂

临床上所指的直肠脱垂多为外脱垂,即在腹压增加时可脱出肛外者。针对外脱垂的分类方法包括以下衡水会议分类标准和三级分类法。

(1)衡水会议分类标准:该分类法目前在国内广泛应用于临床,是由1975年衡水全国学术会议制定,将直肠脱垂分为三度。①Ⅰ度直肠脱垂:排便时或增加腹压时,直肠黏膜下移脱出肛门外。便后自行回纳,脱出长度在4cm以下,肛门括约肌功能尚好。②Ⅱ度直肠脱垂:排便或增加腹压时,直肠全层脱出肛外。需用手助其回纳。脱出长度可达4～8cm,肛门括约肌松弛,有时可见直肠黏膜出血、糜烂,需手托复位。③Ⅲ度直肠脱垂:排便或增加腹压时,肛管、直肠及部分乙状结肠脱出肛外。不能自行复位且手助其回纳也较困难,脱出长度达8cm以上,肛门括约肌松弛无力,不脱出时肛门松弛,闭合不紧,可见直肠黏膜糜烂、出血。

(2)三级分类法:该分类法是根据脱垂的轻重及脱垂返折沟的存在与否而分类的。所谓脱垂返折沟是指脱出肠管与肛管直肠间的环状沟。①一级直肠脱垂:直肠黏膜与肌层分离并脱出肛外。此级病变较轻,仅为黏膜脱垂,并未累及肠壁全层。②二级直肠脱垂:脱垂部分为肠壁全层,脱垂返折沟存在或大部分存在。③三级直肠脱垂:脱垂为肠壁全层,返折沟消失或大部分消失。这说明肛管也全部脱出或大部分脱出,另外或有部分乙状结肠也有外脱。

(四)2002年厦门会议分类标准

(1)一型:不完全性直肠脱垂,即直肠黏膜脱垂。其表现为直肠黏膜层脱出肛外,脱出物呈半球形,表面可见以直肠腔为中心的环状黏膜沟。

(2)二型:完全性直肠脱垂,即直肠全层脱垂。脱垂的直肠呈圆锥形,脱出部表面,可见以直肠腔为中心呈同心圆排列的黏膜环形沟。根据脱垂程度分为三度。①Ⅰ度:即隐性直肠脱垂,腹压增加时,直肠在壶腹部发生套叠,尚未脱出肛外。②Ⅱ度:为直肠全层脱垂于肛门外,肛管位置正常,肛门括约肌功能正常,不伴有肛门失禁。③Ⅲ度:为直肠和部分乙状结肠及肛管脱出于肛门外,肛门括约肌功能受损,伴有肛门不完全性或完全性失禁。

(五)其他分类方法

1977年Altemier也将直肠脱垂分为三型。①黏膜脱垂型:为一种假性脱垂。成人常合并有内痔或混合痔。②肠套叠型:为一种全层脱垂,不合并肛管脱垂及滑动性疝。③滑动疝型:直肠及肛管全部脱垂,是一种真正的直肠脱垂。此型多见。

1979年荒川广太郎将直肠脱垂分为五型。①不完全型:脱出为直肠黏膜及部分直肠壁。②完全型:为直肠全层脱出。③不显性型:为上部直肠套叠于下部直肠,不脱出于肛门外。④复杂型:直肠全层脱垂伴有周围脏器脱出。⑤其他类型的直肠脱垂。

五、临床表现

(一)内脱垂

松弛黏膜或套叠肠管在肠腔内堆积,主要引起出口梗阻型便秘和便不尽感,多无其他局部或全身症状。检查时,黏膜松弛可在肛门镜下直接观察到,呈淡红色,并表现为黏膜皱褶、堆积堵塞肠腔,指诊时黏膜皱襞柔软;如为直肠全层套叠,检查则需患者下蹲并屏气用力,指诊可及其肠壁呈环状折叠,质地较硬而富有弹性。

(二)外脱垂

1.症状

(1)脱出:脱出是直肠脱垂的最典型症状。初期,多在便时下蹲用力后脱出,便后可自行回纳复位。随着病情迁延日久,脱出物逐渐增长、变粗,咳嗽、屏气用力、下蹲时也会脱出,并且不易复位,须用手托回肛内或卧床休息,方能回纳。脱出物回纳情况与其大小有关,如脱出体积较大,回纳较难,体积小,则回纳易。脱出后如未及时回纳,还可出现脱垂嵌顿,重者可出现绞窄或坏死。

(2)出血:初期一般无出血症状。病久反复脱出和纳入,以及衣裤摩擦的刺激,可使肠黏膜发生充血、水肿和糜烂,出现大便时滴血、粪便带血或擦血,一般出血量均较少。

(3)潮湿和瘙痒:长期的脱出等同于反复被动扩肛,可使括约肌收缩功能下降,肛门弛张闭合不紧,肠内黏液可外溢。脱垂长时间暴露不回纳,受外界刺激后,分泌物可增多。以上两种情况,均可使肛周出现潮湿和黏液、分泌物刺激导致的皮肤瘙痒。

(4)坠胀:多由脱出肠段的炎症及其压迫肛门,影响血液、淋巴回流引起。脱出后长时间不回纳或嵌顿,则可引起较强烈的坠胀感。

(5)其他症状:除以上症状外,直肠脱垂尚可引起腰骶部酸痛、尿频和大便次数增多等。

2.检查

专科检查时,脱垂段未脱出时肛门外观通常无明显变化,部分可因肠内溢液和分泌物刺激出现肛周皮肤增厚、皲裂、脱屑等湿疹样表现,重者还可出现肛门弛张、闭合不紧的表现。患者下蹲并屏气用力,可使脱垂部分完全脱出肛外。其中Ⅰ度直肠脱垂多见于直肠黏膜脱出,属不完全性脱垂,脱出部分呈环状外翻,长度<4 cm,色淡红,不出血,质软,肛门括约肌功能良好者,站起后可自行回纳。Ⅱ度直肠脱垂,为直肠全层脱出,长度在4～8 cm,颜色红,呈圆锥形,质软,表面为环状有层次的黏膜皱襞;便后需手法复位,肛门括约功能下降,为完全性脱垂。Ⅲ度直肠脱垂,为直肠全层或部分乙状结肠脱出,长度>8 cm,呈圆柱形,表面有较浅的环状皱襞,触之很厚,需手法复位。肛门松弛,括约功能明显下降,为重度脱垂。发生嵌顿者,多由Ⅱ度和Ⅲ度脱垂未能及时复位引起。嵌顿初起阶段,黏膜因静脉回流受阻而淤血、水肿,随着嵌顿时间延长,黏膜由红色逐渐变成暗红色,甚至出现表浅黏膜糜烂坏死,最后脱垂段如仍未回纳,则可出现绞窄或坏死。

六、诊断和鉴别诊断

(一)诊断

1.内脱垂

属直肠黏膜松弛者,诊断主要依靠肛门镜检查。属直肠套叠者,肛内指诊可初步诊断。如排便造影用力排便时直肠黏膜呈环形皱襞下移,形如"环凹状",则可确诊。

2.外脱垂

直肠外脱垂的诊断主要依靠脱出症状和脱垂段的大小和外形特点。也可借助排便造影诊断,表现为用力排便时肛门外出现圆柱或圆锥形黏膜皱襞及大小、长度不等的肿物。

(二)鉴别诊断

1.直肠黏膜松弛与肛内痔核鉴别

两者均为齿线以上的黏膜隆起,但前者表现为黏膜松弛皱褶,呈粉红色,后者表现为黏膜饱满肿胀,颜色鲜红或暗红,并可有糜烂和出血点。

2.Ⅰ度直肠脱垂与内痔脱出鉴别

Ⅰ度直肠脱垂脱出后呈环状,黏膜平滑光亮,色淡红,并可出现括约肌收缩力减弱。内痔脱出后可见到肥大的痔块,表面常呈紫暗色,痔块之间有黏膜凹陷形成的边界沟,指诊时括约肌收缩有力。

七、治疗

直肠脱垂的治疗方法众多,包括保守治疗、注射治疗、手术治疗等,临床应根据脱垂类型不同,选用不同的治疗方法。

(一)注射治疗

该法是目前国内治疗直肠脱垂的主要手段。注射治疗主要有直肠黏膜下点状注射、柱状注射和直肠周围间隙注射,常用的药物包括芍倍注射液、5%～10%酚甘油、5%的苯酚植物油、枯痔液、消痔灵注射液等。安氏疗法治疗直肠脱垂的基本方法是芍倍注射液点状和柱状注射,由于芍倍注射液既非坏死剂也非硬化剂,因此可有效避免感染、坏死出血和黏膜硬化等诸多后遗症,具有更高的安全性,自1989年起芍倍注射法已应用近30年,未发现有关其明显不良反应的报道。不仅如此,通过对其25年来的回顾性统计分析发现,芍倍注射法还具有痛苦小、疗程短、操作简便和疗效显著、可重复的特点,一项关于芍倍注射法治疗直肠外脱垂的回顾性研究显示:其术后6月复发率为1.56%,术后3～10年复发率仅为18.75%,并且复发者脱垂段的长度较治疗前均明显变短,再次行芍倍注射治疗,仍可痊愈。

现将安氏芍倍注射法治疗直肠脱垂的具体方法介绍如下。

1.芍倍注射液黏膜下注射术

(1)适应证:黏膜松弛型内脱垂。

(2)禁忌证:急、慢性肠炎和腹泻。

(3)使用药物:1∶1浓度芍倍注射液(1单位芍倍注射液加1单位0.5%利多卡因)。

(4)操作方法:取侧卧位,常规消毒铺巾,局部麻醉松弛肛门。①肛门镜下暴露松弛隆起的黏膜,在隆起明显处进针,遇抵抗感后退针给药,每个注射点黏膜下注射药物1～2 mL,以黏膜饱满为度。②视野内注射完毕后,退镜继续注射,直至齿线以上。根据黏膜松弛程度,可酌情调整注射点位数量和药量。③在肛镜下检查有无遗漏注射点,如有遗漏可补充注射。④压迫针孔出血点以止血,术毕。

(5)术后处理:术后当天予半流质饮食,次日起正常饮食。常规应用抗菌药物3～5天预防感染。术后24小时可排便。

(6)操作要点和注意事项:①肛门镜下要充分暴露松弛隆起的黏膜,选择隆起明显处注射。②进针遇抵抗感后退针给药,每点注射完毕后以光亮饱满为佳,呈淡粉色。可随着肛门镜退出,沿其顶端环状逐层向下均匀注射,勿集中于一点。③注意注射点位应均匀分布,不能过于集中,勿过深注射入肌层或过浅注射入黏膜内。女性前侧直肠阴道壁较薄,男性有前列腺存在,注射时注意防止刺穿或刺伤。④凡肝肾功能严重异常、凝血功能障碍或伴其他严重内科疾病者,为避免局部刺激和出血不止,禁止注射,可使用芍倍注射液原液保留灌肠。

2.芍倍注射液黏膜下注射加近心端黏膜结扎固定术

(1)适应证:Ⅰ度和较小的Ⅱ度直肠脱垂。

(2)禁忌证:急、慢性肠炎和腹泻。

(3)使用药物:芍倍注射液原液。

(4)操作方法:取侧卧位,常规消毒铺巾,局部麻醉松弛肛门。①嘱患者屏气用力,肛门努挣,使脱垂部分充分暴露在肛外。体弱者侧卧位不能完全暴露脱垂时,可将干纱布置入肠腔与患者共同向外用力协助其脱出。②在近心端(肛门远端)同一层面上,用弯头止血钳钳夹截石位 3、7、11 点的黏膜,并用丝线结扎固定,以作为注射标记。如脱垂较长,可以以近心端结扎点为基础,在其上方选择不同层面再做一至两圈环状结扎,所选层面之间和结扎点之间均保持 1~1.5 cm间距。③小角度或平行进针,分别向未翻出的肠腔黏膜下层和暴露在肛外的结扎点间黏膜下层均匀注射芍倍原液,使其饱满。④注射完毕后,将脱垂部分全部手托回纳肛内。肛门松弛者,结扎齿线以上黏膜紧缩肛管。⑤在齿线上区未注射的位置补充注射,以防遗漏。⑥乳胶管引流,包扎固定。

(5)术后处理:术后当天禁食,次日起少量进半流质饮食。常规静脉补液,并使用抗菌药物 5~7 天预防感染。术后 48 小时排便,便后正常饮食,并每天以生理盐水清洁灌肠。

(6)操作要点和注意事项:①术前使脱垂部分充分暴露在肛外。②近心端结扎时,切勿结扎到肌层,以免结扎线脱落后出血。③注射时小角度或与脱垂平行进针,进针遇抵抗感后退针给药,勿过深注射入肌层或过浅注射入黏膜内,注射以饱满为度。④注射过硬化剂的患者,其直肠黏膜质脆易出血,结扎和注射进针时需谨慎,必要时给予止血药物。

3.芍倍注射液黏膜下注射加黏膜多点结扎固定术

(1)适应证:Ⅱ度较大和Ⅲ度直肠脱垂。

(2)禁忌证:急、慢性肠炎和腹泻。

(3)使用药物:芍倍注射液原液。

(4)操作方法:取侧卧位,常规消毒铺巾,局部麻醉松弛肛门。①嘱患者屏气用力,肛门努挣,使脱垂部分充分暴露在肛外。②在近心端同一层面上,用弯头止血钳钳夹截石位 3、6、9、12 点的黏膜,并用丝线结扎固定,以此作为注射和结扎的起始位置。③小角度或平行进针,自注射起始位置向未翻出的肠腔黏膜下层均匀注射芍倍原液,并使其饱满。④自脱垂顶端起始位置开始至脱垂底部,沿

161

直线每隔 1～1.5 cm 做黏膜结扎固定,使结扎点成一纵行。⑤保持结扎点纵行与纵行之间的平行及间距约 2 cm,重复步骤④结扎脱垂段的全部黏膜。⑥在每两纵行结扎点之间的黏膜下,自脱垂顶端起至底部,纵行注射较多量的芍倍原液(柱状注射),使注药区隆起呈串珠状。⑦全部注射完毕后将脱垂手托回纳肛内,并于齿线上区黏膜补充结扎和注射,以达到防止遗漏,紧缩肛管的目的。⑧乳胶管引流,包扎固定。

(5)术后处理:术后当天禁食,次日起少量进半流质饮食。常规静脉补液,并使用抗菌药物 5～7 天预防感染。术后 48 小时排便,便后正常饮食,并每天以生理盐水清洁灌肠。

(6)操作要点和注意事项:①结扎点的多少由脱垂部分的大小决定。②Ⅱ度较大或Ⅲ度脱垂各行结扎点应平行等间距,以保证受力均匀。③结扎固定时,切勿结扎到肌层,以免结扎线脱落后出血。

除芍倍注射法外,目前临床仍在使用的直肠脱垂注射疗法还包括明矾液注射法和消痔灵注射法。明矾液和消痔灵注射液均为硬化剂,使用时需严格掌握用药剂量和操作规程,以避免后遗症的发生。

4.明矾液直肠周围注射术

(1)适应证:完全性直肠外脱垂。

(2)使用药物和器械:药物为 6%～10% 浓度明矾液,常用浓度为 7%,制液时需加枸橼酸钠稳定剂,或加适量普鲁卡因。特殊器械为 8 cm 长封闭针头。

(3)操作方法:取臀高伏卧位,常规消毒,局部麻醉。①一手示指伸入肠腔内做引导,另一手持注射器,自左中位或右中位(截石位 3 点或 9 点)距肛缘 1～2 cm 处进针,进针后先平行肛管,当穿过肛管直肠环后使针斜向外侧。②刺入4～7 cm,至直肠黏膜下层,此时引导示指可感到与刺针仅有一薄膜之隔,触得明显。回抽无血,缓慢注入药液,约注入 2/5,退针向外继续注完。注意勿将药液注入括约肌内,否则可引起疼痛,并可降低疗效。③同样方法在对侧中位注射,必要时还可增加右前、后中两处注射点,严重者除上述几处刺点外,右后、左前、左后也可穿刺注药,但前中位不宜注射。如为 7% 浓度,成人总用药量一般为20～60 mL。④将裹有硬橡皮管的凡士林纱卷放入肛管直肠腔中,以压迫固定,术毕。

(4)注射前后处理:术前 1 天起进软食,当晚用温生理盐水灌肠,注射当天限制进食量,注射前 3～5 小时再次灌肠。注射后卧床休息 1～2 天,必要时可控制大便 2 天,如有全身或局部不适,应及时处理。

5.消痔灵黏膜下加直肠周围间隙注射法

(1)适应证:完全性直肠脱垂。

(2)使用药物和器械:黏膜下注射药物使用1∶1消痔灵注射液(1单位消痔灵加入1单位0.25%利多卡因),高位间隙注射使用消痔灵原液。特殊器械为7.5号腰穿针。

(3)操作方法:骶管麻醉成功后,患者取膀胱截石位,常规消毒。

骨盆直肠间隙注射:①用7.5号腰穿针,自截石位3点肛缘外1.5～2 cm处平行肛管进针,通过肛提肌后进入骨盆直肠间隙,此时使针斜向外侧。②将另一手示指伸入肛内,确定未穿透直肠壁则继续进针至腰穿针全部刺入,触摸肠壁感知针尖部位,如感到与针尖仅隔肠壁肌层,触得明显,即为正确刺入部位,③回抽无血,可开始边注药边退针,使药液呈柱状均匀分布,一侧注射药量为15～25 mL。

直肠后间隙注射:①更换腰穿针头及手套。②一手示指在肛内引导,另一手持针自6点位肛门与尾骨尖中点处进针约7 cm。③针尖活动于直肠壁后,表明已达直肠后间隙,退针给10～15 mL。

直肠黏膜下多点注射:在喇叭状肛门镜下,自齿线以上8 cm起向下,每1～2 cm看作一截面,并自上而下在每一截面均匀选取4～6个点位注射药液,每点均注射1 mL到黏膜下。如上一截面注射在1、3、5、7、9、11点,则下一截面注射在2、4、6、8、10、12点,如此错落注射,直至齿线上方。

(4)注射后处理:术后当天禁食,使用抗菌药物7天,控制排便5天,注意卧床休息,避免过度活动和增加腹压。

(二)手术治疗

直肠脱垂的手术治疗方法有数十种,以下介绍常用的几种方法。

1.外括约肌紧缩术

单纯紧缩外括约肌并不足以消除脱出症状,因此临床多在注射术基础上使用该法。

(1)适应证:直肠脱垂伴有肛门松弛或不全失禁者。

(2)操作方法:取侧卧位,常规消毒,行局部麻醉或骶管麻醉。①在截石位3点和9点位距肛缘1 cm处,分别做一放射状切口,切除游离皮肤,分离皮下组织,使外括约肌暴露。②将蚊式止血钳垂直插入肌束内并予以分离,分离肌束的多少由肛门松弛程度决定,挑起被分离的肌束,以细丝线贯穿缝扎,切除缝扎线以上肌肉组织。紧缩后的肛门在麻醉下应可容纳2指而略紧。③创面止血,不必缝合,包扎固定,术毕。术后每天换药至伤口愈合。

2.肛门环缩术

作用机制是使肛缘一周因异物刺激产生慢性炎症,并形成环状炎性瘢痕,以帮助缩肛。

(1)适应证:直肠脱垂合并有括约肌收缩无力者。

(2)操作方法:取侧卧位或截石位,常规消毒,行局部麻醉或骶管麻醉。①在肛门前后正中位置(12点位和6点位),距肛缘2 cm处,各做一小放射状梭形切口,切开皮肤约0.5 cm。②切除游离皮肤后,用弯头止血钳在前正中切口创面上向下分离皮下组织,至外括约肌下缘。③环绕肛门沿右半侧外括约肌下缘做钝性分离,直至止血钳钳尖自后正中切口穿出。④穿出后钳夹住可吸收缝合线的一端,并退钳将其从前正中切口拉出。同法将该可吸收缝合线另一端置入肛缘左半侧皮下,使其围绕肛门成一圆环,而两线头均位于前正中切口。⑤助手将示指放入肛内,术者拉紧两线头并结扎,以肛门紧贴示指为度。⑥剪除多余缝合线,将线头埋入外括约肌皮下层下方,缝合皮肤前后正中切口,术毕。另外也有人用大弯圆针代替止血钳,将可吸收线贯穿切口;还有人选择用金属丝线代替可吸收缝合线,但置入半年后须取出。

3.括约肌折叠术

(1)适应证:直肠脱垂合并肛门松弛者。

(2)操作方法:取截石位,常规消毒,行局部麻醉或骶管麻醉。①在肛门前方,9点至3点位,距离肛缘2 cm处,做一半环形切口。②游离切口和肛缘间的皮肤、皮下组织,并向后翻转,暴露出外括约肌,可见外括约肌由肛门两侧向内向前,行向会阴。③自两侧外括约肌汇合处向肛管方向分离,可见到与内括约肌形成的三角间隙。缝合两侧外括约肌,闭合间隙,使肛门紧缩。④缝合皮肤,术毕。

4.经会阴直肠乙状结肠部分切除术

该法适用于年老体弱不能耐受经腹手术者,及脱垂段嵌顿或肠管已坏死者,手术时需切除脱垂肠段并吻合断端,可同时修补滑动性疝及肛提肌。优点是麻醉浅,创伤小,年老体弱者易耐受,解剖结构清晰便于操作及复发率低。但可出现直肠狭窄、盆腔内及泌尿系统感染等并发症。

5.直肠前壁折叠术

该法适用于成人完全性直肠脱垂,由沈克非于1953年提出。术中开腹、游离直肠,自直肠和乙状结肠移行部位开始向下,折叠直肠前壁4~5层并在每层缝合固定,最后再将直肠两侧壁骶前筋膜缝合固定。该法缩短了直肠前壁,并使直肠变硬且与骶部固定,既解决了直肠本身病变又加强了直乙交界固定点,符合直肠脱垂的发生学说。该法可引起小便时下腹痛和残余尿等并发症。

6.直肠缝合固定加乙状结肠部分切除术

适用于成人完全性直肠脱垂伴便秘和乙状结肠冗长者。术中需游离并提高直肠后,将直肠侧壁与骶骨嵴膜固定,同时切除冗长的乙状结肠。该法避免了经会阴切除由脱垂肠管的并发症,效果良好,术后复发少,是目前治疗直肠脱垂较满意的手术方法。也有人认为只行切除不做固定,亦可取得相同的疗效,并避免了骶前固定出血的危险。

7.直肠前悬吊固定术

适用于成人完全性直肠脱垂。术中将直肠后壁游离到尾骨尖,提高直肠。用宽 5 cm 的 Teflon 网悬带围绕上部直肠,并固定于骶骨隆凸下的骶前筋膜和骨膜,将悬带边缘缝于直肠前壁及其侧壁,不修补盆底。该手术操作简单,不需切除肠管,复发率及死亡率均较低。但可出现粪嵌塞、骶前出血、直肠狭窄和悬带滑脱等并发症。

8.直肠后方悬吊固定术

适用于成人完全性直肠脱垂,最初由 Well 于 1959 年阐述。术中游离直肠前壁至肛提肌水平,游离后壁至肛管直肠环上缘,切断直肠侧韧带上半部分,置入 Ivalon 海绵片并缝合固定于骶前筋膜正中线,最后牵拉直肠并用海绵片包绕、缝扎固定。该术式有盆腔感染的报道,并且效果较其他悬吊方法稍差,故应用有减少的趋势。

9.耻骨直肠肌悬吊术

适用于盆底缺损较大和直肠角完全消失的完全性直肠脱垂,由 Nigro 于 1970 年首先提出。术中需在直肠深筋膜与骶前筋膜间游离直肠后壁达尾骨尖,将 Teflon 网带固定在直肠侧壁和后壁,并将其两端从耻骨联合两侧闭孔牵出,缝合固定在耻骨结节和耻骨梳韧带上。该术式重建了肛直角,改变了直肠的垂直状态,疗效较好。

10.腹腔镜手术

腹腔镜手术治疗直肠脱垂是直肠脱垂治疗的最新进展,国外关于这方面的报道较多,包括腔镜下直、结肠切除术、悬吊固定术和直肠缝线固定术等,但尤其适用于悬吊术。该方法操作方便,患者痛苦小,术后恢复快,并发症少;缺点是手术时间较长,手术效果受术者技术水平影响较大。

第八节 直肠阴道瘘

一、概述

女性阴道某处与直肠之间的异常通道称为直肠阴道瘘。先天性者可伴有先天性的肛门直肠畸形,后天性因素主要有创伤、妇科肿瘤、直肠肿瘤、肛门直肠周围脓肿、炎症性肠病、直肠阴道内放射治疗损伤、产科损伤、探针损伤以及肛门直肠镜损伤等。患者常表现为经阴道排气、排便或排分泌物。如果处理不当,很容易复发或遗留后遗症,给患者造成较大的身心伤害。

二、病因

(1)创伤。①产伤:常发生于滞产或手术产损伤。分娩引起的创伤最为常见,包括滞产撕裂伤、产科手术创伤、Ⅲ度会阴撕裂等。②手术创伤:包括经腹部阴道盆腔手术或腹部外科的经腹会阴部手术或直肠癌的低位前切除等。③外伤:包括骑跨伤、会阴部直接刺伤、强奸伤等。

(2)肛门腺感染、憩室炎、结核、克罗恩病、溃疡性结肠炎等炎症感染及较少见的结核、性病性肉芽肿等均可能导致直肠阴道瘘。

(3)肛管直肠癌、子宫颈癌、阴道癌等恶性肿瘤局部放射治疗后,均可引起直肠阴道瘘。

(4)硬化剂注射治疗因采用的药物不当,浓度过高,剂量不合适,可引起局部组织感染坏死而形成直肠阴道瘘。

(5)先天性畸形。

三、分类

(一)高位直肠阴道瘘

肠末端位于耻骨直肠肌上方,向前开口于阴道后穹隆部,常伴有外括约肌、外生殖器的发育异常或多发生在子宫颈或子宫内膜癌放射治疗后或直肠、子宫、盆腔手术后。

(二)低位直肠阴道瘘

瘘口位于开口于阴道下 1/3 段,多由产伤、直肠肿瘤、炎症肠病、局部外伤引起,也可因肛管直肠手术引起。

四、临床表现

患者主要表现为阴道排气、排便,在腹泻或稀便时尤为明显。小瘘孔,大便较干时可无任何症状表现。若为大瘘孔,又接近阴道口,则瘘孔成为大便的必经之路,不能控制阴道的排气、排便。若瘘口小,患儿大便从阴道内或阴道口处排出时处女膜膨胀,内有胎粪,腹胀,哭闹不安,并有肠梗阻症状,常可引起发育不良。

五、诊断

根据临床表现和直肠阴道检查一般可以诊断直肠阴道瘘。进行临床诊断时必须明确直肠阴道瘘的性质、大小和部位。只有准确定位才便于确定具体治疗方案。低位直肠阴道瘘的瘘口在舟状窝内,高位直肠阴道瘘的瘘口在阴道后穹隆。有时也有处女膜闭锁,粪便存在阴道内,使处女膜膨胀,如将处女膜切开,即有粪便流出,但多在舟状窝内。对于瘘口较大者,排便无阻,诊断较容易。对于较小瘘口者,可通过探针探查、瘘管造影、内镜检查或业甲蓝染色试验进一步证实。如以探针插入瘘口探其走行,或在直肠镜下观察或在阴道内放置纱布直肠内注入亚甲蓝,几分钟后取出纱布观察是否蓝染可确定有无阴道瘘。必要时行瘘管造影以确定瘘口的位置,同时 X 线倒位检查或经瘘口插管造影摄片可以有助于了解直肠末端位置以及与耻骨直肠肌的关系。

六、治疗

直肠阴道瘘的治疗应根据不同的病因、瘘口的位置与大小等因素来决定手术方案,半数以上外伤性或手术创伤性直肠阴道瘘可以采用非手术疗法,保守观察而自愈。对新鲜的创伤应立即进行手术修补。如并发感染特别是分娩造成的瘘,以及阴道、直肠、肛门等手术后所造成的瘘,一般均需等待局部炎症消退、组织恢复正常后才能进行手术。先天畸形的阴道直肠瘘一般应等待患儿 3～5 岁时再进行手术。瘘孔大手术困难者,可先行腹壁结肠造瘘,待修补成功后再将结肠造瘘口回纳。常用具体术式如下。

(一)瘘管切除肛门成形术

这种手术适用于低位直肠阴道瘘。具体操作方法是:先在舟状窝沿瘘口周围环形切开,游离瘘管,将其与阴道后壁全部分离,但不要剪破阴道后壁。然后按会阴肛门成形术,做 X 形切口,找到直肠末端,并尽量游离,将已游离的瘘管拉至皮肤切口,切除瘘管。再将直肠浆膜层与皮下组织用细丝线间断缝合,直肠黏膜与肛周皮肤用肠线或丝线间断缝合,形成肛门。最后,用丝线间断缝合3针,并关闭瘘管切口下直肠与阴道间的间隙,并间断缝合阴道舟状窝处切口。

(二)阴道内瘘口环切肛门成形术

这种手术适用于低位直肠阴道瘘。具体操作方法是:先由阴道内围绕瘘口环形切开黏膜,再沿瘘管将直肠由周围组织游离。然后在肛门原位开一"X"形切口,再将直肠由切口牵出,并将直肠黏膜与肛门皮肤缝合。如无括约肌时,再做括约肌成形术,也可配合挂线疗法。

若直肠、肛管和肛门发育大体正常,又有瘘道与舟状窝或阴道相通,则可选用直肠阴道瘘修补术治疗。

临床常根据以下两种情况,选择手术方法。

(1)对瘘口一般在0.5 cm左右的小型直肠舟状窝或阴道瘘,在明确瘘的部位之后,即以蚊式钳夹住瘘的边缘,然后围绕瘘口切开阴道黏膜(或舟状窝处皮肤);并将它向外游离1~1.5 cm,以2-0或3-0铬肠线,对瘘口进行荷包缝合。进针时,注意勿穿通直肠黏膜。结扎时,注意将黏膜翻向直肠内,再于其外围做另一荷包缝合,以2-0铬肠线对黏膜下组织进行连续褥式缝合,也要注意勿穿通直肠黏膜。最后,以2-0铬肠线对阴道黏膜(或皮肤切口)做间断缝合。

(2)大型直肠舟状窝式阴道瘘的治疗原则基本上与小型瘘相同。但因瘘口较大,其边缘游离更应广泛,使缝合时周围组织张力不致太大,有利于愈合。在瘘口边缘做环形切开后,即应较广泛地游离其周围的阴道黏膜,使原附着于瘘孔附近的直肠壁得到松解。然后以2-0铬肠线对直肠壁做裙式缝合1~2层,注意勿穿通直肠黏膜。再以0号肠线对阴道黏膜做纵行间断缝合。

(三)高位直肠阴道瘘术

瘘口多在阴道后穹隆处,一般选用经腹直肠阴道瘘修补术。在全身麻醉或连续硬膜外麻醉下,取仰卧位,取下腹部正中切口逐层进腹。游离乙状结肠和直肠,找到瘘管粘连处,在瘘口的对侧缘切开直肠壁,显露瘘口后进行修补,均做纵切纵缝。

(四)结肠造口术

直肠阴道瘘经多次修补失败者以及癌肿浸润或放射后引起的直肠阴道瘘修补不易成功者,可考虑行结肠造口术。

七、术后处理

术后除应重视一般处理外,更应加强会阴部的护理,术后要暴露会阴,及时清洗分泌物,保持会阴部干燥。术后3天内禁食,给予肠外营养支持。3天后进无渣流质饮食,1周后方可正常进食,以免过早排便。术后使用抗生素和止血剂,防止伤口感染,排便后伤口中药坐浴。

第九节　溃疡性结肠炎

溃疡性结肠炎是一种病因尚不十分清楚的直肠和结肠慢性非特异性炎症性疾病。病变主要限于大肠黏膜与黏膜下层。临床表现为腹泻、黏液脓血便、腹痛。病情轻重不等,多呈反复发作的慢性病程。本病可发生在任何年龄,多见于20～49岁,亦可见于儿童或老年。男女发病率无明显差别,男女发病比为(1～1.3)：1。本病在我国较欧美少见,且病情一般较轻,但近年来患病率有明显增加,重症也常有报道。

一、病理

病变位于大肠,呈连续性弥漫性分布。范围多自肛门端直肠开始,逆行向近端发展,甚至累及全结肠及末端回肠。活动期黏膜呈弥漫性炎症反应。固有膜内弥漫性淋巴细胞、浆细胞、单核细胞等细胞浸润是溃疡性结肠炎的基本病变,活动期并有大量中性粒细胞和嗜酸性粒细胞浸润。大量中性粒细胞浸润发生在固有膜、隐窝上皮(隐窝炎)、隐窝内(隐窝脓肿)及表面上皮。当隐窝脓肿融合溃破,黏膜会出现广泛的小溃疡,并可逐渐融合成大片溃疡。肉眼见黏膜弥漫性充血、水肿,表面呈细颗粒状,脆性增加、出血,糜烂及溃疡。由于结肠病变一般限于黏膜与黏膜下层,很少深入肌层,所以并发结肠穿孔、瘘管或周围脓肿的可能性小。少数暴发型或重症患者的病变涉及结肠全层,可发生中毒性巨结肠,肠壁重度充血、肠腔膨大、肠壁变薄,溃疡累及肌层至浆膜层,常并发急性穿孔。

结肠炎症在反复发作的慢性过程中,黏膜不断破坏和修复,致正常结构破坏。显微镜下见隐窝结构紊乱,表现为腺体变形、排列紊乱、数目减少等萎缩病变,伴杯状细胞减少和潘氏细胞化生,可形成炎性息肉。由于溃疡愈合、瘢痕形成、黏膜肌层及肌层肥厚,使结肠变形缩短、结肠袋消失,甚至肠腔缩窄。少数患者发生结肠癌变,病程>20 年的患者发生结肠癌风险较正常人高 10~15 倍。

二、临床表现

反复发作的腹泻、黏液脓血便及腹痛是溃疡性结肠炎的主要临床表现。起病多为亚急性,少数急性起病,偶见急性暴发起病。病程呈慢性经过,发作期与缓解期交替,少数症状持续并逐渐加重。部分患者在发作间歇期可因饮食失调、劳累、精神刺激、感染等诱因诱发或加重症状。临床表现与病变范围、临床分型及病期等有关。

(一)消化系统表现

1.腹泻和黏液脓血便

见于绝大多数患者。腹泻主要与炎症导致大肠黏膜对水钠吸收障碍以及结肠运动功能失常有关。粪便中的黏液脓血则为炎症渗出、黏膜糜烂及溃疡所致。黏液脓血便是本病活动期的重要表现。大便次数及便血的程度反映病情轻重,轻者每天排便 2~4 次,便血轻或无;重者每天可达 10 次以上,脓血显见,甚至大量便血。粪质亦与病情轻重有关,多数为糊状,重可至稀水样。病变限于直肠或累及乙状结肠患者,除有便频、便血外,偶尔有便秘,这是病变引起直肠排空功能障碍所致。

2.腹痛

轻型患者可无腹痛或仅有腹部不适。一般诉有轻度至中度腹痛,多为左下腹或下腹的阵痛,亦可涉及全腹。有疼痛便意和便后缓解的规律,常有里急后重。

3.其他症状

可有腹胀,严重患者有食欲缺乏、恶心、呕吐等。

4.体征

轻、中型患者仅有左下腹轻压痛,有时可触及痉挛的降结肠或乙状结肠。重型和暴发型患者常有明显压痛和鼓肠。若有腹肌紧张、反跳痛、肠鸣音减弱,应注意中毒性巨结肠、肠穿孔等并发症。

(二)全身表现

1.发热

一般出现在中、重型患者。中、重型患者活动期常有低度至中度发热,高热多提示并发症或见于急性暴发型。

2.营养不良

重症或病情持续发展可出现衰弱、消瘦、贫血、低蛋白血症、水与电解质平衡紊乱等表现。

(三)肠外表现

本病可伴有多种肠外表现,包括外周关节炎、结节性红斑、坏疽性脓皮病、巩膜外层炎、前葡萄膜炎、口腔复发性溃疡等,这些肠外表现在结肠炎控制或结肠切除后可以缓解或恢复。骶髂关节炎、强直性脊柱炎、原发性硬化性胆管炎及少见的淀粉样变性、急性发热性嗜中性皮肤病等,可与溃疡性结肠炎共存,但与溃疡性结肠炎本身的病情变化无关。

三、临床分型

按本病的病程、程度、范围及病期进行综合分型。

(一)临床类型

可简单分为初发型和慢性复发型,初发型是指无既往病史而首次发作,该类型在鉴别诊断中应特别注意。慢性复发型指临床缓解期再次出现症状,临床上最常见。以往一般将溃疡性结肠炎分为四型。①初发型:指无既往史的首次发作;②慢性复发型:临床上最多见,发作期与缓解期交替;③慢性持续型:症状持续,间以症状加重的急性发作;④急性暴发型:少见,急性起病,病情严重,全身毒血症状明显,可伴中毒性巨结肠、肠穿孔、败血症等并发症。暴发型结肠炎因概念不统一,易造成认识混乱,有学者建议将其归入重度溃疡性结肠炎中。

(二)病变范围

可分为直肠炎、直肠乙状结肠炎、左半结肠炎(结肠脾曲以远)、广泛性或全结肠炎(病变扩展至结肠脾曲以近或全结肠)。推荐采用蒙特利尔(Montreal)分型(表 7-1),该分型有助于癌变危险性的评估和监测策略的制定,亦有助于治疗方案的选择。

表 7-1　溃疡性结肠炎病变范围的 Montreal 分型

分型	分布	结肠镜下所见炎症病变累及的最大范围
E_1	直肠	局限于直肠,未达乙状结肠
E_2	左半结肠	累及左半结肠(脾曲以远)
E_3	广泛结肠	广泛病变累及脾曲以近乃至全结肠

(三)病情分期

分为活动期和缓解期。很多患者可在缓解期因饮食失调、劳累、精神刺激、感染等加重症状,使疾病转为活动期。

(四)临床严重程度

活动期疾病按严重程度分为轻、中、重度。改良 Trulove 和 Witts 疾病严重程度分型标准(表 7-2)易于掌握,临床实用。改良 Mayo 评分更多用于临床研究的疗效评估(表 7-3)。

表 7-2　改良 Trulove 和 Witts 疾病严重程度分型

严重程度	排便(次/天)	便血	脉搏(次/分)	体温(℃)	血红蛋白	ESR(mm/h)
轻度	<4	轻或无	正常	正常	正常	<20
重度	≥6	重	>90	>37.8	>75%正常值	>30

中度介于轻度与重度之间

表 7-3　改良 Mayo 评分

项目	0 分	1 分	2 分	3 分
排便次数[a]	排便次数正常	比正常次数增加 1~2 次/天	比正常次数增加 3~4 次/天	比正常次数增加 5 次/天及以上
便血[b]	未见出血	不到一半时间内出现便中混血	大部分时间内未出现便中混血	一直存在便血
内镜发现	正常或无活动性病变	轻度病变(红斑、血管纹理减少,轻度易脆)	中度病变(明显红斑、血管纹理缺乏,易脆,糜烂)	重度病变(自发性出血,溃疡形成)
医师总体评价[c]	正常	轻度病情	中度病情	重度病情

a.每位受试者作为自身对照,从而评价大便次数的异常程度;b.每天便血评分代表 1 天中最严重便血情况;c.医师总体评价包括 3 项标准:受试者对于腹部不适的回顾,总体幸福感以及其他表现,如体检发现和受试者表现状态;评分≤2 分且无单个分项评分>1 分为临床缓解,3~5 分为轻度活动,6~10 分为中度活动,11~12 分为重度活动;有效定义为评分相对于基线值的降幅≥30%以及≥3 分,而且便血的分项评分降幅≥1 分或该评分项评分为 0 或 1 分

四、并发症

(一)中毒性巨结肠

多发生在暴发型或重症溃疡性结肠炎患者。国外报道发生率在重症患者中

约有 5%。此时结肠病变广泛而严重,累及肌层与肠肌神经丛。肠壁张力减退,结肠蠕动消失,肠内容物与气体大量积聚,引起急性结肠扩张,一般以横结肠为最严重。常因低钾,钡剂灌肠,使用抗胆碱能药物或阿片类制剂而诱发。临床表现为病情急剧恶化,毒血症明显,有脱水与电解质平衡紊乱,出现鼓肠、腹部压痛,肠鸣音消失。白细胞计数显著升高。腹部 X 线片可见结肠扩大,结肠袋消失。本并发症预后差,易引起急性肠穿孔。

(二)直肠结肠癌变

多见于广泛性结肠炎、幼年起病而病程漫长者。国外有报道起病 20 年和 30 年后癌变率分别为 7.2% 和 16.5%。

(三)其他并发症

肠大出血在本病发生率约 3%。肠穿孔多与中毒性巨结肠有关。肠梗阻少见,发生率远低于克罗恩病。

五、实验室和其他检查

(一)血液检查

血红蛋白在轻型患者中多正常或轻度下降,中、重型患者中轻或中度下降,甚至重度下降。白细胞计数在活动期可有升高。血沉加快和 C 反应蛋白增高是活动期的标志。严重患者血清清蛋白下降。

(二)粪便检查

粪便常规检查肉眼观常有黏液脓血,显微镜检见红细胞和脓细胞,急性发作期可见巨噬细胞。粪便病原学检查的目的是要排除感染性结肠炎,是本病诊断的一个重要步骤,需反复多次进行(至少连续 3 次),检查内容包括:①常规致病菌培养,排除痢疾杆菌和沙门菌等感染,可根据情况选择特殊细菌培养以排除空肠弯曲菌、难辨梭菌、耶尔森菌、真菌等感染;②取新鲜粪便,注意保温,找溶组织阿米巴滋养体及包囊;③有血吸虫疫水接触史者做粪便集卵和孵化以排除血吸虫病。

(三)自身抗体检测

近年来研究发现,血中外周型抗中性粒细胞胞浆抗体和抗酿酒酵母抗体分别为溃疡性结肠炎和克罗恩病的相对特异性抗体,同时检测这两种抗体有助于溃疡性结肠炎和克罗恩病的诊断与鉴别诊断,但其诊断的敏感性和特异性尚有待进一步评估。

(四)结肠镜检查

该检查是本病诊断与鉴别诊断的最重要手段之一。检查时应尽可能观察全结肠及回肠末端,直接观察肠黏膜变化,确定病变范围,必要时取活组织检查。溃疡性结肠炎病变呈连续性、弥漫性分布,从肛端直肠开始逆行向上扩展,内镜下所见黏膜改变有:①黏膜血管纹理模糊、紊乱或消失、充血、水肿、易脆、出血及脓性分泌物附着。②病变明显处见弥漫性糜烂和多发性浅溃疡。③慢性病变常见黏膜粗糙,呈细颗粒状,假息肉及桥状黏膜,在反复溃疡愈合的过程中结肠袋往往变浅、变钝或消失。结肠镜下黏膜活检组织学见弥漫性慢性炎症细胞浸润,活动期表现为表面糜烂、溃疡、隐窝炎、隐窝脓肿;慢性期表现为隐窝结构紊乱、杯状细胞减少和潘氏细胞化生。

(五)X线钡剂灌肠检查

所见 X 线征主要有:①黏膜粗乱和(或)颗粒样改变;②多发性浅溃疡,表现为管壁边缘毛糙呈毛刺状或锯齿状以及见小龛影,亦可有炎症性息肉而表现为多个小的圆或卵圆形充盈缺损;③肠管缩短,结肠袋消失,肠壁变硬,可呈管状。结肠镜检查比 X 线钡剂灌肠检查准确,有条件宜做结肠镜全结肠检查,检查有困难时辅以钡剂灌肠检查。重型或暴发型患者不宜做钡剂灌肠检查,以免加重病情或诱发中毒性巨结肠。

六、诊断和鉴别诊断

(一)诊断

具有持续或反复发作腹泻和黏液脓血便、腹痛、里急后重。伴或不伴不同程度全身症状者,在排除急性自限性结肠炎、阿米巴痢疾、慢性血吸虫病、肠结核等感染性结肠炎及结肠克罗恩病、缺血性肠炎、放射性肠炎等基础上,具有上述结肠镜检查重要改变中至少 1 项及黏膜活检组织学所见的可以诊断本病(没条件进行结肠镜检查,而 X 线钡剂灌肠检查具有上述 X 线征象中至少 1 项,也可以拟诊本病)。

应强调,本病并无特异性改变,各种病因均可引起类似的肠道炎症改变,故只有在认真排除各种可能有关的病因后才能作出本病诊断。一个完整的诊断应包括其临床类型、临床严重程度、病变范围、病情分期及并发症。

(二)鉴别诊断

1.急性细菌性结肠炎

各种细菌感染,如痢疾志贺菌、沙门菌、耶尔森菌、空肠弯曲菌等。急性发作时发热、腹痛较明显,粪便检查可分离出致病菌,抗生素治疗有良好效果,通常在 4 周内痊愈。

2.阿米巴肠炎

有流行病学史,果酱样大便,病变主要侵及右侧结肠,也可累及左侧结肠,结肠溃疡较深,边缘潜行,溃疡间的黏膜多属正常。粪便或结肠镜取溃疡渗出物检查可找到溶组织阿米巴滋养体或包囊,血清抗阿米巴抗体阳性,抗阿米巴治疗有效。

3.血吸虫病

有疫水接触史,常有肝脾大,粪便检查可发现血吸虫卵,孵化毛蚴阳性。急性期可见直肠、乙状结肠黏膜黄褐色颗粒,活检黏膜压片或组织病理检查发现血吸虫卵。免疫学检查亦有助鉴别。

4.克罗恩病

克罗恩病的腹泻一般无肉眼血便,结肠镜及 X 线检查的病变主要在回肠末端和邻近结肠,且呈非连续性、非弥漫性分布并有其特征改变,与溃疡性结肠炎鉴别一般不难。但要注意,克罗恩病可表现为病变单纯累及结肠,此时与溃疡性结肠炎鉴别诊断十分重要,鉴别要点见下表(表 7-4),并可参考自身抗体的检测(见实验室和其他检查)。少数情况下,临床上会遇到两病一时难于鉴别者,可诊断为 IBD 类型待定(inflammatory bowel disease unclassified,IBDU)。

表 7-4　溃疡性结肠炎与结肠克罗恩病的鉴别

	溃疡性结肠炎	结肠克罗恩病
症状	脓血便多见	脓血便较少见
病变分布	连续分布	阶段性分布
直肠受累	绝大多数	少见
肠腔狭窄	少见,中心性	多见,偏心性
溃疡及黏膜	溃疡表浅,黏膜弥漫性充血水肿,脆性增加	纵行溃疡,黏膜呈鹅卵石样,病变间的黏膜正常
组织病理	固有膜全层弥漫性炎症,隐窝结构明显异常,杯状细胞减少	裂隙状溃疡,非干酪性肉芽肿,黏膜下层淋巴细胞聚集

5.大肠癌

多见于中年以后,直肠指诊常可触到肿块,结肠镜及 X 线钡剂灌肠检查对鉴别诊断有价值,活检可确诊。要注意溃疡性结肠炎也可发生结肠癌变。

6.肠易激综合征

粪便可有黏液但无脓血,显微镜检查正常,隐血试验阴性。结肠镜检查无器质性病变证据。

7.溃疡性结肠炎合并难辨梭菌或巨细胞病毒感染

重度溃疡性结肠炎或在免疫抑制剂维持治疗病情处于缓解期患者出现难以解释的症状恶化时,应考虑到溃疡性结肠炎合并难辨梭菌或巨细胞病毒感染可能,难辨梭菌感染可通过粪便难辨梭菌毒素试验确诊。溃疡性结肠炎合并难辨梭菌或巨细胞病毒感染可行结肠镜下活检苏木精-伊红染色找巨细胞病毒以及免疫组织化学染色。

8.其他

其他感染性肠炎(如抗生素相关性肠炎、肠结核、真菌性肠炎等)、缺血性结肠炎、放射性肠炎、过敏性紫癜、胶原性结肠炎、白塞病、结肠息肉病、结肠憩室炎以及人类免疫缺陷病毒感染合并的结肠炎等应与本病鉴别。

七、治疗

治疗目标是控制急性发作,维持缓解,减少复发,防治并发症,改善患者生活质量。

(一)一般治疗

强调休息、饮食和营养。对活动期患者应有充分休息,给予流质或半流饮食,待病情好转后改为富营养少渣饮食。病情严重应禁食,并予完全胃肠外营养治疗。患者的情绪对病情会有影响,可予心理治疗。

重症或暴发型患者应入院治疗,及时纠正水、电解质平衡紊乱,贫血者可输血,低蛋白血症者输注入血清清蛋白。

对腹痛、腹泻的对症治疗,要权衡利弊,使用抗胆碱能药物或止泻药,如地芬诺酯或洛哌丁胺宜慎重,在重症患者应禁用,因有诱发中毒性巨结肠的危险。

抗生素治疗对一般患者并无指征,但对重症有继发感染者,应积极抗菌治疗,给予广谱抗生素,静脉给药,合用甲硝唑对厌氧菌感染有效。

(二)控制炎症反应治疗

1.5-氨基水杨酸制剂

5-氨基水杨酸制剂几乎不被吸收,可抑制肠黏膜的前列腺素合成和炎症介质白三烯的形成,对肠道炎症有显著的抗炎作用,剂量为 4 g/d,分 4 次口服。5-氨基水杨酸制剂在胃酸内多被分解失效,因此常通过如下给药系统进入肠道发挥其药理作用。

(1)柳氮磺吡啶:5-氨基水杨酸制剂通过偶氮键连接于磺胺吡啶,使之能通过胃进入肠道,在结肠中柳氮磺吡啶的偶氮键被细菌打断,分解为5-氨基水杨酸制剂与磺胺吡啶,前者是主要有效成分,其滞留在结肠内与肠上皮接触而发挥抗炎作用。该药适用于轻、中度患者或重度经糖皮质激素治疗已有缓解者。病情完全缓解后仍要继续用药长期维持治疗。该药不良反应分为两类:一类是剂量相关的不良反应如恶心、呕吐、食欲减退、头痛、可逆性男性不育等,餐后服药可减轻消化道反应。另一类不良反应属于过敏,有皮疹、粒细胞减少、自身免疫性溶血、再生障碍性贫血等,因此服药期间必须定期复查血象,一旦出现此类不良反应,应改用其他药物。

(2)奥沙拉嗪:通过偶氮键连接2分子5-氨基水杨酸制剂,在胃及小肠中不被吸收及分解,到达结肠后偶氮键在细菌作用断裂,分解为2分子5-氨基水杨酸制剂并作用于结肠炎症黏膜,疗效与柳氮磺吡啶相似,不良反应减少,但价格昂贵,适用于对柳氮磺吡啶不耐受者。

(3)美沙拉嗪:由乙基纤维素包裹5-氨基水杨酸制剂,其主要依赖释放的微丸颗粒通过幽门进入小肠,在肠道碱性环境下释放出5-氨基水杨酸制剂。

5-氨基水杨酸制剂的灌肠剂适用于病变局限在直肠及乙状结肠者,栓剂适用于病变局限在直肠者。

2.糖皮质激素

对急性发作期有较好疗效,适用于对氨基水杨酸制剂疗效不佳的轻、中度患者,特别适用于重度患者及急性暴发型患者。一般予口服泼尼松40～60 mg/d;重症患者先予较大剂量静脉滴注,如氢化可的松300 mg/d、甲泼尼龙48 mg/d或地塞米松10 mg/d,7～10天后改为口服泼尼松60 mg/d。病情缓解后以每1～2周减少5～10 mg用量至停药。减量期间加用氨基水杨酸制剂逐渐接替激素治疗。

病变局限在直肠乙状结肠者,可用琥珀酸钠氢化可的松(不能用氢化可的松醇溶制剂)100 mg或地塞米松5 mg加生理盐水100 mL做保留灌肠,每晚1次。病变局限于直肠者如有条件也可用布地奈德泡沫灌肠剂2 mg保留灌肠,每晚1次,该药是局部作用为主的糖皮质激素,故全身不良反应较少。

3.免疫抑制剂

硫唑嘌呤或巯嘌呤可试用于对激素治疗效果不佳或对激素依赖的慢性持续型患者,加用这类药物后可逐渐减少激素用量甚至停用。近年来国外报道,对严重溃疡性结肠炎急性发作静脉用糖皮质激素治疗无效的患者,应用环孢素 4 mg/(kg·d)静脉滴注 7～14 天,有效者改为口服 4～6 mg/(kg·d),由于其肾毒性,疗程多在 6 个月减停。大部分患者可取得暂时缓解而避免急症手术。

4.生物制剂

英利昔是一种抗肿瘤坏死因子-α 的人鼠嵌合体单克隆抗体,当激素和上述免疫抑制剂治疗无效或激素依赖或不能耐受上述药物治疗时可考虑该药。国外研究已肯定其疗效。

(三)手术治疗

紧急手术指征为并发大出血、肠穿孔、重型患者,特别是合并中毒性巨结肠经积极内科治疗无效且伴严重毒血症状者。择期手术指征:①并发结肠癌变;②慢性持续型患者内科治疗效果不理想而严重影响生活质量,或虽然用糖皮质激素可控制病情但糖皮质激素不良反应太大不能耐受者。一般采用全结肠切除加回肠肛门小袋吻合术。

本病活动期治疗方案的选择主要根据临床严重程度和病变部位,结合治疗反应来决定,已如前述。缓解期主要以 5-氨基水杨酸制剂作维持治疗。柳氮磺吡啶的维持治疗剂量以往推荐 2 g/d,但近年来国外研究证明 3～4 g/d 疗效较优。5-氨基水杨酸制剂维持治疗剂量同诱导缓解时所用剂量。如患者活动期缓解是由硫唑嘌呤或巯嘌呤所诱导,则仍用相同剂量的该类药维持。维持治疗的疗程未统一,但一般认为至少要维持 3 年。

八、预后

本病呈慢性过程,大部分患者反复发作,轻度及长期缓解者预后较好。急性暴发型、有并发症及年龄超过 60 岁者预后不良,但近年来由于治疗水平提高,病死率已明显下降。病程漫长者癌变危险性增加,应注意随访,起病 8～10 年的所有溃疡性结肠炎患者均应进行 1 次结肠镜检查,以确定当前病变的范围。如为蒙特利尔分型 E_3 型,则此后隔年结肠镜复查,达 20 年后每年结肠镜复查;如为 E_2 型,则从起病 15 年开始隔年结肠镜复查;如为 E_1 型,不需要肠镜监测。合并原发性硬化性胆管炎者,从该诊断确立开始每年结肠镜复查。

第八章

肛周皮肤病

第一节 肛门瘙痒症

一、定义

肛门瘙痒症可分为原发性肛门瘙痒症和继发性肛门瘙痒症。原发性肛门瘙痒症是指肛管及肛门周围皮肤及会阴部原因不明的、没有明显的原发性损害的顽固性瘙痒。继发性肛门瘙痒症可由肛门局部疾病及全身性疾病、肠道寄生虫病等原因引起。继发性肛门瘙痒症应以治疗原发病为主,原发性肛门瘙痒症原因不明,治愈困难,易复发。原发性肛门瘙痒症是一种常见的神经功能障碍性皮肤病,多为阵发性,一般仅限于肛门周围,但有时亦可蔓延前阴、后阴及阴囊部,多见于 20～40 岁的青中年。

二、病因病理

皮肤瘙痒症可分为原发性和继发性两种,继发性肛门瘙痒症病因如下。

(一)肛门直肠局部因素

(1)直肠疾病导致:肛瘘、脱出型内痔、肛乳头炎、肛窦炎、直肠脱垂、肛门失禁等,使肛门口分泌物增多,潮湿刺激皮肤引起瘙痒。

(2)皮肤病因素:如肛门湿疹、神经性皮炎、癣、肛周化脓性汗腺炎、肛周尖锐湿疣等。

(3)寄生虫病:如蛲虫病,也容易导致肛门瘙痒。

(二)全身性因素

(1)变态反应:如果食用刺激性的食物,如辣椒、芥末、香料、酒或海鲜等特异性蛋白质食物,均可因过敏而引起肛门瘙痒。

（2）内分泌和代谢性疾病：如糖尿病患者存在周围神经病变，导致肛门周围神经末梢感觉异常。甲状腺功能亢进症导致基础代谢率增高、肛周皮肤多汗，可刺激肛门瘙痒。

（3）胃肠疾病：急慢性腹泻、便秘、胃肠自主神经紊乱等。

（4）老年性肛门瘙痒：老年人因皮脂腺分泌功能减退，皮脂分泌减少，皮肤干燥，肛门周围皮肤皱褶增多，粪便、汗液容易积于其中，导致细菌滋生，易发生于肛周皮肤黏膜交界处的慢性炎症而引起肛门瘙痒。

原发性肛门瘙痒是一种自觉症状，但机制还不清楚。一般认为表皮内及真皮内浅层的游离神经末梢是痒觉感受器，这些感受器受物理、化学刺激后，先导致局部组胺、激肽和蛋白分解酶等化学性介质的释放，后者作用于神经末梢，引起冲动，由感觉神经纤维中无髓鞘纤维传导，经脊髓丘脑束至丘脑，最后达脑皮质感觉区，产生痒觉。

三、临床表现

肛周局限性瘙痒是主要症状。起初一般限于肛门周围皮肤轻度发痒，如长期不愈，瘙痒有的会蔓延至阴囊或阴唇，尤其是在会阴部前后发痒最厉害，瘙痒在夜间尤甚，潮湿环境加剧，有时如虫爬蚁走，有时如蚁咬火烤，令人难以入睡，坐卧不安，无法忍受。不断搔抓肛周皮肤以止痒，皮肤抓破可出血、糜烂、刺痛，使痒痛交加，患者苦恼万分，久之会引起神经衰弱、精神萎靡，夜不成眠，同时可导致皮肤粗糙增厚、皮肤皲裂、肛周皮肤色素脱失等继发性损害。

四、诊断

根据典型的肛门瘙痒症状，结合局部检查即可诊断。肛门皮肤无原发性损害，由于瘙痒而有抓痕、结痂、皮肤光泽、弹性消失，呈轮状皱裂纹，周边色素沉着，中心脱失等特征。为了便于诊断与治疗，我们将肛门瘙痒分为原发性瘙痒和继发性瘙痒两类。

(一)原发性瘙痒症

不伴有原发性皮肤损害，以瘙痒为主要症状，日久可见继发性皮肤损害。

(二)继发性瘙痒

由其他疾病导致，瘙痒只是原发病变的一个症状，痔、肛瘘、肛裂、直肠脱垂、肛门湿疹、肛门尖锐湿疣、肛周神经皮炎、肛门白斑病以及蛲虫病蛔虫病等肛门直肠病导致肛门周围分泌物增多刺激肛周发痒。

五、治疗

(一)保守治疗

治疗原则是去除可能引起或加剧本病的病因,使患者尽量避免搔抓和局部刺激,局部外用药物。

1.一般治疗

寻找病因,积极治疗原发病。避免食用刺激性食物,酒、浓茶、咖啡少喝,尽量避免搔抓,养成清洁习惯。

2.全身治疗

由于过敏引起的肛门瘙痒症可应用非甾体类抗过敏药,如氯雷他定、西替利嗪、左旋西替利嗪等药物。如更年期和老年患者做性激素测定,激素水平明显下降者,可适当应用性激素,男性患者可用十一酸睾酮注射液,每月 1 次,每次 250 mg,连续 4 个月,或丙酸睾酮 25 mg,肌内注射,每周 2 次;甲睾酮因长期大剂量应用易致胆汁郁积性肝炎,出现黄疸,且需每天服用,目前已很少应用。女性患者可服己烯雌酚 0.5 mg,每天 2 次,或用黄体酮 10 mg,肌内注射,每天1 次,也可配合甲基维生素 B_{12}口服,改善神经功能。

3.肛门局部用药

原发性肛门瘙痒症的药物治疗应以局部外用治疗为主,全身治疗所用的各类药剂,如糖皮质激素、抗炎症介质类制剂等对肛瘙痒并无明显止痒作用,在没有明确适应证情况下应避免应用,一般对症应用 2%樟脑霜、5%硫黄煤焦油软膏、1%薄荷炉甘石粉剂等。

(二)手术治疗

1.皮浅神经末梢切断术

患者取截石位,常规消毒、骶管麻醉,在肛门两侧各做一弯形切开,向肛门皮下潜行解剖,在外括约肌皮下部下方切断感受神经末梢,皮肤复位,对口缝合。术后注意预防感染,5~7 天拆线。

2.瘙痒皮肤切除缝合术

患者取截石位,常规消毒,骶管麻醉,在肛门皮肤两侧各做一月牙状切口,切除瘙痒皮肤,在肛门皮下进行潜行分离,破坏感觉神经末梢,皮肤切口对端缝合,注意潜行分离充分,不可张力过大。术后注意预防感染,5~7 天拆线。

手术的目的在于切除病损皮肤、阻断感觉神经冲动上传至脑皮质,但手术治疗也不可避免地会损伤肛门周围运动神经。同时肛门周围皮肤对于其他感觉的反应亦会减弱,所以手术仅在患者临床症状严重,保守治疗无效后采用。

3.小针刀治疗肛门瘙痒症

近年来,有人用小针刀治疗肛门瘙痒症也取得了一定效果,现介绍如下。

用甲紫将瘙痒区标出,选择尾骨尖至肛缘间的中点为进针处,将0.5%利多卡因20 mL加亚甲蓝2 mL、肾上腺素2滴摇匀后,进行肛周浸润麻醉。右手持小针刀仍从进针处刺入皮肤,深达皮下组织。在肛外左手示指引导下,小针刀先向肛门左上侧倾斜,并潜行性缓慢切割肛周皮下组织呈扇形面。向外超过瘙痒区2 cm,向内达肛缘,向前达会阴部。勿切穿肛周皮肤及肛管,此后退回小针刀并将刀锋改为反向而仅贴肛周皮肤的内面,边搔刮边退小针刀至原进针处。同法治疗肛门右下侧,并于会阴汇合,完成肛周皮肤及皮下组织的游离术。然后用小针刀在进针处,将肛门外括约肌皮下部切断,松解肛周皮肤防止括约肌痉挛。最后用干纱布挤压肛周,使积血从原进针处排出,该种疗法较传统手术方式损伤小,保留肛周皮肤组织的同时,阻断了肛周感觉神经冲动的上传,远期疗效有待观察。

(三)注射治疗

将药物注射到皮下或皮内,破坏感觉神经,使局部感觉减退,症状消失,但局部注射药物不仅破坏感觉神经,也可破坏运动神经,常发生轻重不同的感觉性肛门失禁和括约肌功能不良,绝大部分患者过一时期可自行恢复。常用的注射药物有酒精和亚甲蓝,酒精能溶解神经髓鞘,不损伤神经轴,使感觉神经末梢变性,皮肤失去感觉,亚甲蓝溶液注射到肛门周围皮内,使肛周神经发生脱髓鞘改变,瘙痒消退。两种药物均是通过使神经发生脱髓鞘改变阻断感觉传导,达到止痒目的,但神经髓鞘再生后,瘙痒可再次出现,部分患者远期疗效不理想。

临床过程中采用芍倍注射液于肛周皮下注射治疗肛门瘙痒症,近期和远期效果均理想,操作方法为常规消毒,铺巾,局部麻醉成功后,以芍倍注射液5 mL配0.5%利多卡因20 mL,由离肛缘外病变区边缘进针,点状均匀注射于肛周皮下,注射完,皮肤用消毒纱布揉按,防止出血并使药液均匀分布,盖无菌纱布,胶布固定。手术时注射不宜过深也不能过浅,达到皮下即可。

六、预防

保护肛门局部清洁,勤换内裤,积极治疗原发病,尽量避免食用刺激性食物,不用刺激性洗剂,切勿高温水洗浴。避免焦急、忧虑、过度紧张,不要用手搔抓肛门皮肤。

第二节　肛门周围化脓性汗腺炎

一、定义

化脓性汗腺炎是大汗腺感染后在皮内和皮下组织形成的范围较广的炎性皮肤病症,肛周是好发部位之一。一般为多个汗腺感染、流脓、反复发作形成相通的皮下瘘道。多数情况下瘘道直肠不相通,与肛隐窝亦无联系,不通过肛门括约肌间隙。皮肤表面可见多处破溃口,皮肤增厚,色素沉着和瘢痕形成。发病以20~40岁青壮年为多,肥胖多汗的人易患此病,长期不愈患者有癌变的可能。中医认为本病未破时为痈,破之后称为漏,有蜂窝漏、串臀漏之说。

二、病因病理

本病与体内性激素失调、细菌感染、肛门局部潮湿等因素有关。肛周化脓性汗腺炎多是由皮肤内汗腺发生的慢性顽固性炎症,侵及皮肤和皮下组织,使腺管发炎、水肿、阻塞、化脓、破溃。反复感染、破溃就形成了化脓性汗腺炎,可形成很多窦道及瘘管。由于肛门周围的皮下毛囊与汗腺之间有导管相通,和淋巴相连,炎症沿淋巴管或导管向会阴、臀部蔓延,形成脓肿或蜂窝织炎,反复感染造成慢性化脓性汗腺炎,在皮下形成复杂性窦道或瘘管。

此外,大汗腺、皮脂腺与人体内性腺激素水平有很大关系。一般青春期开始分泌,分泌的最高峰是在性活动期,女性绝经后,大汗腺逐渐萎缩,本病不再发作。同样,青春期以前也很少发病。可见,化脓性汗腺炎与性激素有很大关系。

三、临床表现

发病初期,在肛门周围皮肤表面可见与汗腺、毛囊一致的小硬结。发红、肿胀、化脓,多自然破溃,流出糊状有臭味的脓性分泌物。炎症时轻时重,逐渐发展成皮下窦道和瘘管,蔓延至会阴、臀部。由于慢性炎症反复刺激,致病变部位皮肤变硬肥厚,呈褐色。常伴有急性化脓性炎症,反复交替。当继发感染呈急性炎症时,可见发热、全身不适、食欲缺乏、白细胞计数升高、淋巴结疼痛肿大。若炎症侵及肛门括约肌,可造成括约肌纤维化,影响肛门功能。晚期患者出现消瘦、贫血,或并发内分泌和脂肪代谢紊乱等症状。

四、诊断

根据临床表现不难诊断,可做病理组织检查以明确诊断。

五、鉴别诊断

(一)肛周化脓性汗腺炎

临床症状体征与复杂肛门直肠瘘最为相似,应重点鉴别。

(1)复杂性肛瘘多有肛门直肠脓肿病史,肛周化脓性汗腺炎是在大汗腺毛囊部多处感染。

(2)复杂性肛瘘索条状与周围组织界限清楚,瘘道索条状通入肛门肛隐窝,瘘管走行位置深,可穿行于肛门直肠括约肌之间。直肠肛周化脓性汗腺炎蔓延广泛,形成许多窦道且瘘管表浅,与肛腺没有关系。

(3)复杂性肛瘘临床多见,肛周化脓性汗腺炎少见。

(4)肛门直肠周围 B 超对诊断有帮助。

(二)疖

毛囊性浸润明显,呈圆锥形,破溃后顶部有脓栓,病程短,无一发部位。

(三)肛周淋巴结核

初期多为孤立结节。光滑,活动好,随病程延长,结节融合成块,不规则,活动度差。可形成脓肿,破溃后可形成窦道,分泌物稀薄,肉芽组织晦暗,随皮肤下部潜行,经久不愈,可见低热、盗汗,取病变组织进行聚合酶链反应检测,可呈阳性结果。

(四)潜毛囊窦道

分泌物中可见毛发,一般位于骶尾部。

(五)肛周脓肿

多为单发,红肿疼痛剧烈,范围较大,有内口。

(六)畸胎瘤

瘘管、窦道深,通常有明显脓腔,X 线检查可帮助确诊。

六、治疗

(一)全身治疗

(1)急性期可酌情应用抗菌药物,一般应根据细菌培养和药敏试验,决定选用抗菌药物的种类。常选用的药物有奥硝唑、头孢菌素、青霉素、罗红霉素、阿奇霉素、左氧氟沙星等,但因本病反复发作,病灶周围纤维化,抗菌药物不易透入,病灶局部难以达到有效血药浓度,所以药敏试验不一定与临床效果一致。上述药物中阿奇霉素在体内分布广泛,在各组织内浓度可达同期血药浓度的10～100倍,在巨噬细胞及成纤维细胞内浓度高,前者能将阿奇霉素转运至炎症部位,有利于在感染部位达到较高血药浓度。但美国食品和药物监督管理局发布警告,阿奇霉素可导致心电活动异常,引起致命性心律失常、Q-T间期延长、低钾血症或低镁血症、心动过缓,正在使用抗心律失常药物的风险更高,临床应用时应权衡利弊。

(2)抗雄性激素治疗:因该病的发生与雄性激素水平升高有关。近年来研究应用抗雄性激素药物(环内氯地黄体酮)或睾酮阻断剂(酮醋酸环丙黄体酮)治疗2～3个月,取得较好效果。

(二)局部治疗

(1)急性炎症:清热解毒类的中药坐浴外洗,外敷如意金黄膏。如已成脓,应切开排脓,保持引流通畅。外洗方如下:苦参、百部、蛇床子、野菊花、苦地丁、双花、连翘等。

(2)慢性炎症:保持局部清洁,对已形成瘘管和窦道者应手术切开,开放引流,此种瘘道一般不通向直肠,与肛缘无关。要注意保留瘘道之间的健康组织,以益于伤口愈合。

(三)手术治疗

外科手术是治疗该病最为有效的手段,术中将病变区瘘道全部切开,切除瘘道两侧,只留瘘道的基底,以便周围的上皮长入。手术时充分暴露化脓性汗腺炎瘘道的基底,修剪时必须在正常组织的边缘,目的是去除可能因炎症的纤维化反应而使大汗腺管阻塞,防止病变复发,细心检查残留的瘘道基底。任何微小的残留肉芽都应用细探针详细探查,以发现极微细的瘘道。

术后密切观察创面,直到整个创面完全被皮肤覆盖。应用清热解毒,利湿排脓的中药外洗,保持创面清洁,防止邻近创面的皮肤浸渍,以保持敷料干燥,每天换药。在临床中将糜蛋白酶用生理盐水稀释后湿敷创面,可促进坏死组织脱落,加快伤口愈合。

七、预防

保持肛门清洁卫生,多汗时要经常洗澡,坐浴,外用收敛吸湿粉剂以保持干燥。如已成脓,应及时切开排脓,防止炎症蔓延,应及早治疗,以防止癌变。

第三节 肛门皮肤结核

一、定义

本病是由结核分枝杆菌直接侵及肛周皮肤或者由其他脏器结核灶内的结核分枝杆菌经血行或淋巴系统播散到肛周皮肤组织所致的肛周皮肤损害。结核分枝杆菌的毒力并不特别强,人们在结核分枝杆菌感染后仅 5%～10% 发病。

二、病因病理

本病为感染结核分枝杆菌引起。感染途径有两种:①结核分枝杆菌直接感染,常因皮肤擦伤或破损后,直接接触结核分枝杆菌,或接触含有结核分枝杆菌的痰液、粪便或用具等所致。②内脏器官深部或邻近脏器如肺、骨关节、子宫、睾丸、尿道、阴道、前列腺等处有结核病灶,结核菌可由血液循环或淋巴管传播到肛周皮肤。

三、临床表现

(一)增殖型肛门皮肤结核

多为牛型结核分枝杆菌感染所引起。初起时为硬性暗红色小结节,数目不定,发展缓慢,数月后结节逐渐长大,角质层增厚,有鳞屑和痂皮覆盖,并彼此融合成乳头状或疣状病损。周围有炎性红晕,边界清楚,中央是乳头状瘤样突起,挤压后有脓性分泌物。有臭味,患者自觉肛门灼热瘙痒,一般不痛。

(二)溃疡型肛门皮肤结核

初发多在肛管,呈黄色颗粒样结节,逐渐破溃并向外延至直肠和肛门周围皮肤,呈圆形或不规则的浅在溃疡,基底苍白,肉芽粗糙,周围边界有明显潜形凹陷。多为单发,一般疼痛不明显。对外界刺激敏感,有时分泌物较多,为脓性或黏液性,病程迁延,可数年不愈。

四、诊断

根据局部症状和体征,参考病史,结合实验室检查可以确诊。常用辅助检查有皮肤活检、组织病理学检查、组织或脓液的结核分枝杆菌培养、结核菌素试验、聚合酶链反应检测。结核分枝杆菌培养阳性是诊断的"金标准",聚合酶链反应是快速检测这些慢生长细菌有效的方法。

五、鉴别诊断

(一)三期梅毒溃疡

边缘有堤状隆起及暗红色浸润,形状整齐,多呈肾形,性质较坚硬,梅毒血清反应常为阳性。

(二)急性女阴溃疡

急性发病,炎症较明显,可自愈,易复发。溃疡呈漏斗状,常并发结节性红斑及滤泡性口腔炎,溃疡处分泌物涂片,用革兰氏染色后镜检易查见粗大杆菌。部分患者淋巴细胞免疫功能低下。

(三)基底细胞癌

溃疡基底部有多数珍珠样小结节,边缘卷起,触之较硬,活检可发现癌细胞。

六、治疗

(一)保守治疗

确诊结核感染后,应以西医抗结核治疗为主,肛周皮肤结核应视为全身感染的一部分,早期、全程、足量、规范、联合用药,以保证疗效,延缓或防止结核分枝杆菌的耐药。

一线抗结核药物包括利福平、异烟肼、乙胺丁醇、吡嗪酰胺、利福布汀。二线抗结核药物包括乙硫异烟胺、丙硫异烟胺、环丝氨酸、氨硫脲、链霉素、紫霉素、阿米卡星、对氨基苯甲酸卡那霉素、莫西沙星、左氧氟沙星、加替沙星。

通常以养阴清热、补益气血立法,可用青蒿鳖甲汤、月华丸、知柏地黄丸、配合十全大补丸等,注意加强营养,适当体育锻炼。

(二)手术治疗

增殖型肛门皮肤结核,在全身无活动性结核时,可做病灶切除和带蒂皮瓣填充术。手术方法:患处消毒后,在局部麻醉下,将病灶周围扩大 0.5 cm 切除,在病灶附近处取同等大小健康有蒂皮瓣做填充,将皮瓣周边缝合固定,然后将切除皮瓣的伤口缝合。另外,局部可用 10%硝酸银溶液、2%甲紫反复涂抹,或用0.5%新霉素软膏、5%~20%焦性没食子软膏、5%异烟肼软膏局部涂敷。

第九章

肛门大肠肿瘤

第一节　肛管及肛门周围恶性肿瘤

肛门区分为肛管和肛门周围。肛管,直肠的末端,上界为肛直肠环,下界为肛缘,长度为 3～4 cm。肛门周围以肛缘为中心,为周围 5 cm 范围内的皮肤和会阴区域。

虽然肛门癌是一种罕见疾病,但是某些人群仍然具有罹患肛门癌的高危因素,如女性、与男性发生性关系的男性和感染人类免疫缺陷病毒的患者。具有肛交史的个体罹患肛门癌的风险会增高;如果一生中具有大量性伴侣的话罹患风险也增高;在接受过器官移植后存在免疫抑制的人群、自身免疫性疾病、社会剥夺、吸烟和患有与人乳头瘤病毒相关的其他肿瘤的患者罹患肛门癌的风险也增高。专家指出,人乳头瘤病毒是主要的危险因素,在肛门癌患者中,有 80%～85% 的患者存在人乳头瘤病毒感染。一些研究提示,在肛门癌患者中有 80% 可以通过接种人乳头瘤病毒疫苗进行预防。

一、病史与体检

(一)病史

肛管癌早期症状不明显,进展期的临床表现类似直肠下段癌,主要有下列几方面。①大便习惯改变:排便次数增加,常伴里急后重或排便不尽感。②粪便性状改变:粪条变细或变形,常带有黏液或脓血。③肛门疼痛是肛管癌主要特征:初时肛门不适,逐渐加重以致持续疼痛,便后更明显。④肛门瘙痒伴分泌物:由于肛管癌分泌物刺激肛周皮肤,患者肛门瘙痒。分泌物伴腥臭味。⑤肛管内肿块:直肠指诊或用肛窥器检查可见肛管内溃疡型肿块或息肉样、蕈状肿块,也有呈浸润型肿块伴肛管缩窄。⑥腹股沟淋巴肿大:可扪及一侧或双侧腹股沟淋巴结肿大,多个,质韧实,或带有疼痛。

肛周癌的早期症状主要为肛周的小肿块或局部原有的瘢痕变硬,生长缓慢,无痛无痒。长大后可产生溃疡、出血及疼痛,侵及肛管及肛管括约肌时疼痛更为明显。

(二)检查

肛管癌的诊断主要依靠肛管、直肠指诊及活检。早期行直肠指诊容易发现病灶。组织活检是明确诊断的主要依据。直肠指诊、肛管内超声检查及肿大淋巴结细胞学穿刺活检有助于判断肿瘤的分期。肝脏超声、肺部X线及癌胚抗原检查可排除远处转移。

欧洲临床肿瘤学会推荐:磁共振成像作为评价原发病灶的检查方法。对放射治疗后放射野内的影像随访磁共振成像较计算机体层显像更有优势。有条件者还可以增加正电子发射断层显像/计算机体层显像帮助明确分期,放射和化学治疗后的正电子发射断层显像有助于在随访时早期判断疗效。

二、病理组织学

肛管虽然不长,但因其复杂的解剖学和组织学结构,可发生各种类型的肿瘤。上皮来源的肛管癌最常见包括鳞癌和腺癌两种病理类型。非上皮来源的还可见恶性黑色素瘤、淋巴瘤和癌肉瘤。可独立存在,部分病理类型也可混合出现。欧美的文献报道肛管癌中鳞癌占大多数,可达80%,而日本的报道有所不同,腺癌更多见,这可与统计方法不同相关。肛管腺癌是指发生于肛管上皮的腺癌,包括黏膜表面、肛管腺和瘘管内衬上皮,预后差于肛管鳞癌。

一穴肛原癌光镜下形态与基底细胞癌相似,可有鳞癌分化,在癌巢中大片嗜酸性细胞坏死,有时像膀胱的移行上皮癌。按细胞分化程度可分为高、中、未分化型。①高分化型:癌巢周边有典型栅栏状排列,并有假腺样结构;②中分化型:癌巢周边细胞栅栏状排列不明显,异型癌细胞较多;③未分化型:癌细胞弥散,栅栏状排列缺如,细胞异型性明显,核分裂象多见,且有坏死现象。临床表现、治疗和预后均参照肛管鳞癌。

肛管直肠恶性黑色素瘤由Moore于1857年首先报道,发病率占全部肛管直肠恶性肿瘤的0.25%~2.5%,好发于50岁以上人群,女性发病率高于男性。肛管属恶性黑色素瘤的第三好发部位(仅次于皮肤、眼),有时肿瘤未见黑色素沉积,甚至光镜下也不明确,可通过电镜找到异常的黑素小体和免疫组织化学标记

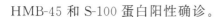

HMB-45 和 S-100 蛋白阳性确诊。

三、治疗

肛门癌的预后与其组织学分级和肿瘤扩散程度有关。

(一)分级

T_{is}:原位癌。

T_1:肿瘤最大径≤2 cm。

T_2:2 cm<肿瘤最大径≤5 cm。

T_3:肿瘤最大径>5 cm,但未累及泌尿生殖系统。

T_4:肿瘤侵及邻近组织(阴道、尿道、膀胱)。

N_1:直肠周围淋巴结有转移。

N_2:一侧髂内淋巴结和(或)腹股沟淋巴结有转移。

N_3:直肠周围与腹股沟淋巴结和(或)双侧髂内淋巴结和(或)腹股沟淋巴结有转移。

M_1:无远处转移。

M_2:有远处转移。

肛管癌的区域淋巴结主要是直肠周围、髂内、髂外、腹股沟。

淋巴结转移与 T 分期密切相关。早期肛门癌区域淋巴结转移率为 10%～20%,局部晚期可上升至 60%。肛门癌初筛时远处转移率不高(<5%),但 10%～17%患者治疗后发生远处转移。远处转移器官有肝、肺、盆腔外淋巴结、骨。

肛门癌标准治疗方案为放射和化学治疗联合氟尿嘧啶和其他化学治疗药物。目前应用这一治疗方案之后,有 80%～90%的患者肿瘤出现完全缓解,局部区域失败约为 15%。

(二)欧洲临床肿瘤学会肛门癌的治疗推荐

(1)氟尿嘧啶/丝裂霉素同步放射和化学治疗是推荐的治疗方案,手术为挽救性治疗手段。第一程放射治疗剂量为 45～50 Gy,或计划性休息后行补量放射治疗。

(2)推荐氟尿嘧啶/丝裂霉素同步放射和化学治疗方案,而不是氟尿嘧啶/顺铂、丝裂霉素/顺铂或其他单药或三药联合的同步放射和化学治疗。

(3)从放射角度而言,$T_{1\sim2}N_0$期患者推荐的放射治疗剂量为 45～50 Gy,中间避免休息。

（4）局部进展的肛门癌需要更高的剂量，但目前还无确切的推荐（根据各项比较不同的剂量分割方式的研究），如不同的治疗形式（体外照射或腔内照射）或照射 50 Gy 后的补量。

（三）手术治疗

若病情持续存在，或出现病情进展或复发，则需要考虑将手术治疗作为补救治疗手段。然而，由于肛门癌的手术技术要复杂于直肠癌，因此并发症的发生率很高。目前，外科手术在肛管癌治疗中主要用于：①综合治疗效果不佳或治疗后局部复发患者的补救措施。②早期病变的局部切除。③存在放射、化学治疗禁忌者。④病理活检。

局部切除仅适用于侵及不超过肛管黏膜下层、分化良好的早期肿瘤，且多需在术后配合放射和化学治疗。

经腹会阴联合根治性切除术主要用于肛管癌或肛门周围癌侵及肛管时。手术方法可参考直肠癌的有关手术。

四、注意事项

肛管癌多发于中老年时期，女性发病略高于男性。临床表现与直肠癌相似，以便血和疼痛为主要症状。从组织起源分析，肛管类癌不发生类癌综合征。肛管癌局部浸润可累及阴道、直肠、前列腺、尿道和周围的软组织。肛管的黏膜下层薄弱，使得肛管黏膜与括约肌结合紧密，因此，肛管癌易侵及肛管括约肌，出现局部症状。应仔细查体，注意肛门视诊和指诊，避免误诊为痔疮或肛瘘，延误治疗。

五、健康教育

肛管癌真正病因尚未明了，认为肛瘘、湿疣和免疫性疾病与肛管癌发生有关。近年来发现人乳头瘤病毒与它有密切关系，性行为异常也是肛管癌的高危因素。同时我们要告诉患者戒烟的重要性，尽力确保患者在开始治疗前戒烟，这是因为在治疗过程中，吸烟会加重很多急性的毒性反应。

第二节　原发性大肠恶性淋巴瘤

恶性淋巴瘤是起源于淋巴系统的恶性肿瘤，多首发于淋巴结。首发于淋巴结以外任何器官或组织者则称为结外形恶性淋巴瘤。大肠的恶性淋巴瘤包括原发在大肠的结外形恶性淋巴瘤和其他部位恶性淋巴瘤在病程中累及大肠的继发性病变,前者称为原发性大肠恶性淋巴瘤。原发性大肠恶性淋巴瘤临床不多见,文献报道其发病率占大肠恶性肿瘤的 1.76%～2.51%,其发病位置多为淋巴组织较丰富的盲肠,直肠次之,结肠、阑尾最少。大肠恶性淋巴瘤较多见于男性,男女之比为 2:1,各年龄均可发生。

一、病因

恶性淋巴瘤的病因目前不清,一般认为,可能与基因突变、病毒感染、放射线辐射、化学药物刺激、自身免疫功能缺陷或下降等因素有关。

二、病理

恶性淋巴瘤的病理组织学主要有两方面特点:①淋巴细胞(T 细胞和 B 细胞)或组织细胞异常地过度增生,表现为瘤细胞不同程度的不分化、瘤细胞的相对单一性、核分裂的异常及浸润性生长。②淋巴结或结外淋巴网状组织正常结构部分或全部破坏,表现为淋巴滤泡的消失、淋巴窦消失、小血管的异常、网状纤维正常分布型破坏和瘤组织侵及血管、淋巴管。

原发性肠道淋巴瘤体积常较大,多超过 5 cm。大体形态类型包括弥漫型、息肉型和溃疡型,其中以弥漫型多见。弥漫型表现为一段大肠的弥漫性病变,肠壁增厚并且变硬,肠腔变窄,黏膜表面可见表浅溃疡和坏死。由于肿瘤细胞浸润,肠管切面显示黏膜明显增厚,类似脑表面的沟回或呈弥漫性结节样改变,黏膜的厚度一般可以达到 1～2 cm。几乎所有的原发性大肠恶性淋巴瘤均为非霍奇金淋巴瘤类型,其中 3/4 为大细胞肿瘤,并且在来源上 B 淋巴细胞多于 T 淋巴细胞。

三、诊断

(一)临床表现

大肠恶性淋巴瘤起病隐匿,从发病到出现明显临床症状再到就诊的时间为 1 个月～2 年。并且由于表现不典型,可长期被误诊。位于直肠的恶性淋巴瘤主要表现为大便带血和黏液、肛门下坠和胀满感、大便次数增多及里急后重感。体格检查时可有腹股沟淋巴结肿大,肛内指诊常可触及肠腔内或腔外的质韧新生物。位于结肠的恶性淋巴瘤则常以阵发性腹痛、便血、大便次数增多为主要症状,也可见乏力、恶心、呕吐和发热等非特异性征象,晚期肿瘤有时相互融合并且形成大的球形肿块,可能引起肠套叠及肠梗阻,也可伴发腹水和恶病质。

(二)临床检查

X线钡剂灌肠造影主要表现为肠腔变窄,肠壁毛糙,黏膜破坏、紊乱、粗大及僵直,大而不规则或多发小息肉样充盈缺损,龛影,蠕动减弱。结肠镜检可见病灶范围为数厘米到十几厘米,可呈跳跃性分布及多源性病灶存在。病灶形态特点主要表现为 3 种类型。①弥漫型:病变肠壁明显增厚、变硬,失去正常光泽,黏膜皱褶肥大如脑回状或形态不规则,也可见弥漫性颗粒状或簇状小结节样不平。常伴有糜烂甚至浅溃疡,肠腔变窄,充气扩张受限,病变常累及相当长一段肠管。②息肉型:息肉样肿块基底广,表面粗糙不平,可伴有糜烂、浅溃疡。③溃疡型:可为大而深的溃疡,具有恶性特征,如溃疡周边不整、隆起呈围堤状,周围可见巨皱襞或脑回状黏膜皱褶等。一般根据内镜特点可作出初步诊断,但最终确诊仍需通过钳取活组织病理检查。

另外在手术治疗前行 B 超、计算机体层显像或磁共振成像对评估病变的范围及周围组织、脏器和淋巴结受侵的程度有一定价值。同时也可了解有无远处脏器的受累。直肠内超声检查可确定直肠内肿瘤的病变范围(浸润深度)及周围侵及情况。

四、治疗

大肠恶性淋巴瘤的治疗包括手术切除和放射治疗、化学治疗,一般宜采取综合治疗方案。

手术切除为局限性结直肠淋巴瘤的唯一可根治的方法。即使较晚期也不应轻易放弃手术,因为切除有助于局部控制,可减少肿瘤负荷而有利于放射治疗、化学治疗作用的发挥,同时还可预防出血和穿孔。大肠恶性淋巴瘤其黏膜下的浸润经常扩展到明显受累区域以外,表现为结肠的一大段可能被均匀一致的和连续性的肿物所累及,故切缘不应少于 5~15 cm。姑息性大肠肿瘤切除术后或不能手术切除者,应行全身化学治疗,前者常用化学治疗方案有:CHOP(环磷酰胺、多柔比星、长春新碱、泼尼松)、R-CHOP(美罗华+CHOP)等,对不能手术者可采用 CHOP 方案化学治疗 6 个周期。淋巴瘤对放射治疗的敏感性较高,对于那些已不可能切除的肿瘤,放射治疗也是有益的,但放射治疗受限于小肠和结肠放射治疗后的并发症,因此更适合用局限病变患者。

第三节　大肠类癌

类癌是一种可发生于消化、呼吸、泌尿生殖系统及胸腺、皮肤等全身多种器官的低度恶性神经内分泌肿瘤。类癌多呈局限性、浸润性生长,初期时为良性,后期可变为恶性并发生转移,发生肝脏转移后,可出现类癌综合征。类癌在临床上较少见,约67%发生于胃肠道,占所有肿瘤的0.05%～0.20%,占全部胃肠道肿瘤的0.4%～1.8%。大肠的类癌80%～90%发生在直肠,其他依次为结肠和阑尾。大肠类癌总体发病率较低,据文献统计其全球年发生率约为1.9/100 000,且男性发病率高于女性,比例约为1.5∶1,发病年龄一般>40岁,50～70岁高发。

一、病理

内镜下病灶主要表现为广基半球形或扁平隆起,突向肠腔,多为黄白色,表面光滑,包膜完整,边界清楚。良性时用活检钳触之质地偏硬、活动度尚好。显微镜下见瘤细胞呈圆形、卵圆形或柱状,体积较小,大小一致,瘤细胞排列呈巢状、条索状及腺管状,团块之间有数目不等的网状纤维或纤维分隔,间质血管扩张充血;细胞质丰富,嗜酸性,细胞核多呈圆形空泡状,核分裂象无或少见。电镜下可见瘤细胞质内含有大而不规整的神经内分泌颗粒。

细胞学上要区别良性与恶性类癌较为困难,肿瘤体积的大小和位置可作为临床上判断类癌的良、恶性的重要参考指标。阑尾类癌直径<1 cm,发生转移者仅4%,远处转移者仅约0.7%。结肠类癌发现时体积均较大,直径约5 cm,诊断时的转移率达到60%。直肠类癌通常较小,直径多在1 cm左右,其中<1 cm者几乎不发生转移,>2 cm者转移率为67%,总体转移率约为18%。类癌转移最多部位是区域淋巴结和肝脏,临床上主要根据有无转移和瘤体大小作为判定其恶性程度的指标。

二、诊断

(一)临床表现

大肠类癌的临床表现随病变部位而异。阑尾类癌常是意外发现或在急性阑尾炎时发现。多数类癌位于阑尾顶端,瘤体小,很少引起症状。瘤体大且发生机械阻塞时,它可以因为阻塞阑尾腔而成为阑尾炎的诱因,也可与阑尾炎发生无关。阑尾类癌发生转移或引起功能性综合征者极为罕见。直肠类癌则以良性居多，好发于距肛缘 8 cm 以内，初起时常是直肠指诊时无意中发现，多为单发，为黏膜下一小结节，较大时则可呈一隆起形息肉，无蒂，极少引起症状。在极罕见的情况下溃疡形成，可出血，如发生恶变亦可迅速、广泛转移。

结肠是发生恶性类癌比例最高的一个部位，并以盲肠为最常见。初期瘤体较小而无明显症状，后期症状和体征与结肠腺癌相同，主要包括腹痛、便血或大便习惯改变以及腹部包块。类癌的特征性临床表现主要由该部位肿瘤引起。类癌综合征的主要症状包括间歇性面部和上半身潮红、腹泻、腹部绞痛、呼吸困难等，可为自发性，也可由进食、饮酒、情绪波动等诱发。一般发作时间和频率逐步增加，后期可出现右心衰竭，心内膜下纤维化和继发性瓣膜功能不全，以及类癌性心包炎伴渗出等突出的临床表现。类癌综合征是由循环系统中过量 5-羟色胺、组胺、速激肽和缓激肽等血管活性物质所致，而这类物质均可由类癌细胞分泌。

(二)临床检查

生化检查通常是对尿液中 5-羟基吲哚醋酸的检测。5-羟基吲哚醋酸为 5-羟色胺的代谢产物，但因为 5-羟基吲哚醋酸在某些不典型的类癌中不升高而在某些其他疾病或摄入含 5-羟色胺高的食物时，其水平也可以升高，因此缺乏敏感性和特异性。血清嗜铬颗粒蛋白 A 由神经内分泌肿瘤分泌，对于类癌诊断特异性为 95%，敏感性为 80%。聚合酶链反应分析显示，与正常黏膜相比，阑尾类癌的血清嗜铬颗粒蛋白 A 的 mRNA 明显升高。

影像学检查中，磁共振成像上类癌的表现与计算机体层显像图像相似，因此计算机体层显像可作为类癌的首选影像检查方法。对于体积较小的类癌（<1 cm），常规计算机体层显像一般难以探测，但使用肠腔内注水作为对比剂可以改善显影。计算机体层显像对确定有无类癌肝脏或肠系膜转移也有较大的价值，尤其在静脉内对比之后的动脉相；肠系膜转移者则有针状、星状钙化征。另外，三维计算机体层显像血管造影对确定有无血管浸润具有较好的效果；内镜超声检查对诊断直肠类癌局部分期以及治疗后随访有价值；钡剂灌肠造影能检查出肠道黏膜增厚、黏膜下肿物或肠腔狭窄等肠道类癌的影像表现。

三、治疗

(一)手术治疗

类癌的治疗主要是手术切除。<1 cm 的未转移类癌，一般局部切除已经足

够,阑尾类癌可做阑尾切除。直径在 $1\sim2$ cm 的肿瘤,行计算机体层显像、腔内超声后如证实确切没有肌层浸润或局部转移,也可做局部肿瘤切除术。在做局部切除时至少应切除部分肠壁肌层,术中送冷冻切片进一步行病理检查,以判肌层有无浸润。有浸润者提示为恶性,应按恶性施行根治性切除术。>2 cm 的肿瘤,多数已发生转移,明确后也应行根治性手术。对于类癌综合征症状明显者的手术治疗,应尽可能做切除术,包括原发和所有转移的病灶一并切除,但实际上常无法切除全部转移灶,即便如此,患者也常可获得症状的明显缓解。

(二)药物治疗

类癌的药物治疗主要用以缓解姑息性手术后或不适宜手术患者的综合征症状。生长抑素类似药物(如奥曲肽)能抑制肿瘤生长,诱导凋亡,阻止肿瘤血管生成,可有效地缓解类癌综合征的相关症状,改善生活质量。需注意的是,一般用药 12 个月后常会发生药物快速耐受,需要增加药量以达到治疗效果。干扰素能减少激素的分泌,也能缓解类癌患者症状,并可通过激发免疫系统和抑制血管生成,对抗低增殖率类癌。有文献报道,生长抑素类似物联合干扰素能提高治疗应答率并且延长疗效时间,因此对于不能手术或手术不能治愈的患者也是一项可选择的治疗方案。其他对症治疗还包括应用 L 受体阻滞剂酚妥拉明、酚苄明等来阻滞潮红发作,5-羟色胺受体阻滞剂和胆酸螯合剂控制腹泻等。

放射和化学治疗对类癌作用不明显,临床应用有限。

第四节　直　肠　癌

目前我国直肠癌的发病率和病死率均保持上升趋势。2011 年直肠癌的发病率和病死率分别为 $2\sim3.03/10$ 万和 $1\sim1.11/10$ 万。其中,城市远高于农村。直肠癌目前非常多见。多数患者发现时已属于中晚期。症状包括便血或排便习惯改变。可通过结肠镜诊断,首选治疗方法为手术切除。

一、病史与体检

(一)病史

直肠癌常见症状为大便带血。一旦出现直肠出血,即便存在明确的痔疮或憩室病,仍必须排除可能同时存在肿瘤的可能。直肠癌可出现里急后重或排便不尽感。如果病灶累及直肠周围,常出现疼痛症状。

(二)体格检查

(1)一般状况评价、全身表浅淋巴结情况。

(2)腹部视诊和触诊。

(3)直肠指诊:凡疑似直肠癌者必须做肛门直肠指诊。了解肿瘤大小、质地、占肠壁周径的范围、基底部活动度、距肛缘的距离、肿瘤向肠外浸润状况、与周围脏器的关系等。指诊时必须仔细触摸,避免漏诊,触摸轻柔,切忌挤压,观察是否指套血染。

二、辅助检查

(一)实验室检查

1.血常规

了解有无贫血。

2.尿常规

观察有无血尿,结合泌尿系统影像学检查了解肿瘤是否侵及泌尿系统。

3.大便常规

检查应当注意有无红细胞、白细胞。

4.粪便隐血试验

对消化道少量出血的诊断有重要价值。

(二)内镜检查

(1)直肠镜和乙状结肠镜适用于直肠病变。

(2)所有疑似直肠癌患者均推荐纤维结肠镜或电子结肠镜检查。

(三)影像造影

1.结肠钡剂灌肠检查

气钡双重造影检查是诊断直肠癌的重要手段。但疑有肠梗阻的患者应当谨慎选择。

2.计算机体层显像

计算机体层显像的作用在于明确病变侵及肠壁的深度,向壁外蔓延的范围和远处转移的部位。

3.磁共振成像

磁共振成像的适应证同计算机体层显像。

4.经直肠腔内超声检查

推荐直肠腔内超声或内镜超声检查为中低位直肠癌诊断及分期的常规检查。

5.正电子发射断层显像-计算机体层显像

不推荐常规使用。

6.排泄性尿路造影

不推荐术前常规检查,仅适用于肿瘤较大可能侵及尿路的患者。

(四)血清肿瘤标志物

直肠癌患者在诊断、治疗前、评价疗效、随访时必须检测癌胚抗原、糖类抗原19-9。建议检测糖类抗原242、糖类抗原72-4。有肝转移患者建议检测甲胎蛋白。有卵巢转移患者建议检测糖类抗原125。

(五)病理组织学检查

病理活检明确占位性质是直肠癌治疗的依据。

三、鉴别诊断

(一)痔

直肠癌便血常伴有黏液而出现黏液血便和直肠刺激症状。对便血患者必须行直肠指诊。

(二)肛瘘

肛瘘常由肛旁脓肿所致。患者有肛旁脓肿病史,与直肠癌症状差异较明显,鉴别比较容易。

(三)阿米巴肠炎

症状为腹痛、腹泻,病变累及直肠可伴里急后重。易误诊为直肠癌,电子结肠镜检查及活检为有效鉴别手段。

(四)直肠息肉

主要症状是便血,电子结肠镜检查及活检为有效鉴别手段。

四、TNM 分期

美国癌症联合委员会(AJCC)/国际抗癌联盟(UICC)直肠癌 TNM 分期系统(2010 年第 7 版)(表 9-1)及直肠癌解剖分期/预后组别(表 9-2)。

表 9-1 结直肠癌 TNM 分期

原发肿瘤(T)

T_x:原发肿瘤无法评价

T_0:无原发肿瘤证据

T_{is}原位癌:局限于上皮内或侵及黏膜固有肌层

T_1:肿瘤侵及黏膜下层

T_2:肿瘤侵及固有肌层

T_3:肿瘤穿透固有肌层到达浆膜下层,或侵及无腹膜覆盖的结直肠旁组织

T_{4a}:肿瘤穿透腹膜脏层

T_{4b}:肿瘤直接侵及或粘连于其他器官或结构区域淋巴结(N)

N_x:区域淋巴结无法评价

N_0:无区域淋巴结转移

N_1:有 1～3 枚区域淋巴结转移

N_{1a}:有 1 枚区域淋巴结转移

N_{1b}:有 2～3 枚区域淋巴结转移

N_{1c}:浆膜下、肠系膜、无腹膜覆盖结肠或直肠周围组织内有肿瘤种植,无区域淋巴结转移

N_2:有 4 枚以上区域淋巴结转移

N_{2a}:4～6 枚区域淋巴结转移

N_{2b}:7 枚及更多区域淋巴结转移远处转移(M)

M_0:无远处转移

M_1:有远处转移

M_{1a}:远处转移局限于单个器官或部位(如肝、肺、卵巢、非区域淋巴结)

M_{1b}:远处转移分布于一个以上的器官或部位

表 9-2 结直肠癌解剖分期/预后组别

期别	T	N	M	DuKe	MAC
0	T_{is}	N_0	M_0	—	—
I	T_1	N_0	M_0	A	A
	T_2	N_0	M_0	A	B_1
II A	T_3	N_0	M_0	B	B_2
II B	T_{4a}	N_0	M_0	B	B_2
II C	T_{4b}	N_0	M_0	B	B_3
III A	$T_{1\sim2}$	$N_1/N_{1}c$	M0	C	C_1
	T_1	N_{2a}	M_0	C	C_1

续表

期别	T	N	M	DuKe	MAC
	$T_{3\sim4a}$	N_1/N_1	M0	C	C_2
ⅢB	$T_{2\sim3}$	N_{2a}	M_0	C	C_1/C_2
	$T_{1\sim2}$	N_{2b}	M_0	C	C_1
	T_{4a}	N_2	M0	C	C_2
ⅢC	$T_{3\sim4}$	N_{2b}	M_0	C	C_2
	T_{4b}	$N_{1\sim2}$	M_0	C	C_3
ⅣA	任何 T	任何 N	M_{1b}	—	—
ⅣB	任何 T	任何 N	M_{1b}	—	—

1.cTNM 是临床分期，pTNM 是病理分期；前缀 y 用于接受新辅助(术前)治疗后的肿瘤分期(如 ypTNM)，病理学完全缓解的患者分期为 $ypT_0N_0cM_0$，可能类似于 0 期或Ⅰ期。前缀 r 用于经治疗获得一段无瘤间期后复发的患者(rTNM)

Dukes B 期包括预后较好($T_3N_0M_0$)和预后较差($T_4N_0M_0$)两类患者，Dukes C 期也同样(任何 TN_1M_0 和任何 TN_2M_0)。MAC 是改良 Astler-Coller 分期

2.T_{is}包括肿瘤细胞局限于腺体基底膜(上皮内)或黏膜固有层(黏膜内)，未穿过黏膜肌层到达黏膜下层

3.T_4 的直接侵及包括穿透浆膜侵及其他肠段，并得到镜下诊断的证实(如盲肠癌侵及乙状结肠)，或者位于腹膜后或腹膜下肠管的肿瘤，穿破肠壁固有肌层后直接侵及其他的脏器或结构，例如降结肠后壁的肿瘤侵及左肾或侧腹壁，或者中下段直肠癌侵及前列腺、精囊腺、宫颈或阴道

4.肿瘤肉眼上与其他器官或结构粘连则分期为 cT_{4b}。但是，若显微镜下该粘连处未见肿瘤存在则分期为pT_3。V 和 L 亚分期用于表明是否存在血管和淋巴管浸润，而 PN 则用以表示神经浸润(可以是部位特异性的)

五、治疗

(一)局部切除术

直肠癌的局部切除是指完整地切除肿瘤及其周围的正常组织，切除的范围至少是：环周应包括距肿瘤边缘外 10 mm 的正常组织，深度应包括全层的直肠壁和肠壁外脂肪组织。直肠癌的局部切除有以下几种方法：①结肠镜下的局部切除；②经肛门局部切除；③经骶尾部局部切除；④经肛门括约肌的局部切除；⑤经肛门内镜显微外科手术。

1.经内镜下切除

早期直肠癌指浸润深度局限于黏膜及黏膜下层的任意大小直肠癌。其中局限于黏膜层的为黏膜内癌。浸润至黏膜下层但未侵及固有肌层者为黏膜下癌。

内镜治疗的指征：在 2008 年中国早期直肠癌内镜诊治共识意见中提到：高频电圈套法息肉切除术适用于直径为 5 mm 以上的隆起型病变(Ⅰ型)；热活检

钳除术适用于直径为 5 mm 以下的隆起型及平坦型病变;内镜黏膜切除术适用于直径为 5 mm 以上 20 mm 以下的平坦型病变;对于直径＞20 mm 的扁平病变,可以采用内镜黏膜下剥离术。

对于内镜切除术后黏膜下癌的治疗方针:如果垂直切缘为阳性,最好采用外科切除;对黏膜下浸润＞1 mm、脉管浸润阳性、低分化腺癌、印戒细胞癌、黏液癌、浸润最深部的芽孢 2/3 级,考虑行根治性手术。

内镜治疗的疗效:早期直肠癌内镜治疗术后 3、6、12 个月应定期进行肠镜随访,无残留或复发者以后每年 1 次连续随访。有残留或复发者视情况继续行内镜下治疗或追加外科手术切除,然后每 3 个月随访 1 次,病变完全清除后每年 1 次连续随访。

2.直肠癌经肛门局部切除($T_1N_0M_0$)

早期直肠癌($T_1N_0M_0$)如经肛门切除必须满足如下要求:①侵及肠周径＜30%。②肿瘤大小＜3 cm。③切缘阴性(距离肿瘤＞3 mm)。④活动,不固定。⑤距肛缘 8 cm 以内。⑥仅适用于 T_1 肿瘤。⑦内镜下切除的息肉,伴癌浸润,或病理学不确定。⑧无血管淋巴管浸润或神经浸润。⑨高-中分化。⑩治疗前影像学检查无淋巴结肿大的证据。

3.经肛门括约肌局部切除术

手术适应证基本上同经肛门切除法,唯肿瘤下缘在距肛缘的距离上比后者上升 2～3 cm,因而具有了更宽泛的手术指征。但手术存在切口感染和术后肛门失禁的风险,故目前国内国外采用该方法治疗直肠疾病的报道甚少。

4.经骶尾部局部切除术

即 Kraske 手术,一般用来治疗距肛门 5～10 cm、分化良好的 T_1、T_2 期直肠癌。该手术方式发生并发症的概率高,其治疗进展期直肠癌的"根治性"明显不足。目前此种手术更适用于不能耐受常规手术的患者,例如有较多伴随疾病的老年直肠癌患者。

(二)经腹直肠前切除术

对于直肠癌($T_{2\sim4}$,$N_{0\sim2}$,M_0)必须争取根治性手术治疗。

经腹直肠前切除术是指经腹保留肛门下段的乙状结肠癌、直肠癌切除术。根据吻合口的部位分为:①高位前切除术,指吻合口重建在腹膜返折以上;②低位前切除术,指吻合口重建在腹膜返折以下;③超低位前切除术,指吻合口重建在盆膈上筋膜以下的直肠肛管吻合。

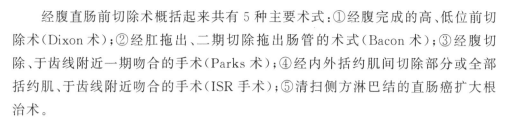

经腹直肠前切除术概括起来共有 5 种主要术式：①经腹完成的高、低位前切除术（Dixon 术）；②经肛拖出、二期切除拖出肠管的术式（Bacon 术）；③经腹切除、于齿线附近一期吻合的手术（Parks 术）；④经内外括约肌间切除部分或全部括约肌、于齿线附近吻合的手术（ISR 手术）；⑤清扫侧方淋巴结的直肠癌扩大根治术。

1.Dixon 术

适应证包括下段乙状结肠癌，直、乙状结肠交界处癌，中上段直肠癌。

2.Bacon 术

手术指征包括低位直肠癌切除后，直肠残端过短，低位吻合有困难者；非家族性息肉病的多发性结肠腺瘤，直肠末端腺瘤较多，而近端结肠无腺瘤。

3.Parks 术

手术指征包括低位直肠癌切除后，直肠残端过短，低位吻合有困难者；非家族性息肉病的多发性结肠腺瘤，直肠末端腺瘤较多，而近端结肠无腺瘤；家族性腺瘤性息肉病行全结肠切除，回肠贮袋-肛管吻合。若肿瘤较大，浸润较深，分化差，恶性程度高，一般不宜行此手术方式，而应行经腹会阴联合根治性切除术。

4.括约肌间切除术

适合距齿线 0.5～1.5 cm，大小＜5 cm 的低位直肠癌，肿瘤如果浸润至外括约肌及盆壁肌肉为禁忌证。术前综合临床、磁共振成像、直肠超声对肿瘤进行评估。新辅助治疗后肿瘤缩小达到上述要求、保肛愿望强烈者亦可行此手术。术前肛门功能评估也是必需的。

5.直肠癌扩大根治术

直肠全系膜切除术已成为直肠癌的标准根治术。直肠癌在根治性切除的同时，应尽可能保留患者的脏器和神经的功能，提高术后生存质量。中低位直肠癌常伴有侧方淋巴结转移，对其进行淋巴结清扫可以降低局部复发率。手术适应证包括：全身状况无严重心、肺、肝、肾、脑等重要脏器功能不全，可以耐受直肠癌手术及麻醉；进展期直肠癌、年龄＜70 岁、癌灶＞3 cm、浸润深度 T_3、T_4、非冰冻骨盆者，能达到 R_0 切除者；术中判定腹主动脉、下腔静脉、或髂总血管有肿大淋巴结，有侧方淋巴结转移；无梗阻、出血、穿孔等急症者；无远膈脏器转移或者转移灶可 R_0 切除者。

中下段直肠癌必须遵循直肠癌全系膜切除术原则，尽可能锐性游离直肠系膜，连同肿瘤远侧系膜整块切除。肠壁远切缘距离肿瘤≥2 cm，直肠系膜远切缘距离肿瘤≥5 cm 或切除全直肠系膜。在根治肿瘤的前提下，尽可能保持肛门括约肌功能、排尿和性功能。治疗原则如下：①切除原发肿瘤，保证足够切缘，远切缘至少距肿瘤远端 2 cm。下段直肠癌(距离肛门<5 cm)远切缘距肿瘤 1~2 cm 者，建议术中冷冻病理检查证实切缘阴性。②切除引流区域淋巴脂肪组织。③尽可能保留盆腔自主神经。④新辅助(术前)放射和化学治疗后推荐间隔 4~8 周进行手术。新辅助治疗的目的在于提高手术切除率，提高保肛率，延长患者无病生存期。⑤肿瘤侵及周围组织器官者争取联合脏器切除。⑥合并肠梗阻的直肠新生物，临床高度怀疑恶性，而无病理诊断，不涉及保肛问题，并可耐受手术的患者，建议剖腹探查。⑦对于已经引起肠梗阻的可切除直肠癌，推荐行Ⅰ期切除吻合，或 Hartmann 手术，或造瘘术后Ⅱ期切除，或支架植入解除梗阻后Ⅱ期切除。Ⅰ期切除吻合前推荐行术中肠道灌洗。如估计吻合口瘘的风险较高，建议行 Hartmann 手术或Ⅰ期切除吻合及预防性肠造口。

(三)经腹会阴联合切除术

对于巨大的、浸润性的或分化差的距齿线 5 cm 以内的直肠癌(直肠下段癌)及肛管癌经新辅助放射和化学治疗后肿瘤退缩不明显或肿瘤累及齿线患者仍需行经腹会阴联合切除术。

(四)经腹直肠癌切除近端造口远端封闭术

手术指征：①适用于全身一般状况差，不能耐受 Miles 手术。②直肠癌并发急性肠梗阻或穿孔而不宜行 Dixon 手术。③直肠癌广泛浸润盆腔周围组织、原发肿瘤虽能切除，但局部复发的概率较大而不宜做低位吻合。

(五)直肠癌的姑息性手术

大约有 50% 的直肠癌患者会出现转移，20% 的直肠癌患者一旦发现已是Ⅳ期。患者一旦出现坐骨神经痛、双侧输尿管梗阻、侧方盆壁广泛浸润、肿瘤侵及 S_2 以上骶骨双侧淋巴水肿或双侧静脉栓塞、多分腹膜转移、全身出现不可切除的远处转移等情况，已无手术根治的可能，只能行姑息性手术。

(六)治疗局部复发疾病

局部复发的直肠癌特征是盆腔或吻合口复发。潜在可切除的孤立的盆腔或吻合口复发通常为切除治疗，然后予以辅助性放射和化学治疗或围术期放射治疗和联合氟尿嘧啶输注。术中放射治疗或近距离照射应在切除时考虑应用。调强放射治疗可用于再照射的患者。不可切除的病灶给予化学治疗，放射治疗根据患者耐受能力酌情加减。去块治疗不推荐。

(七)直肠癌的肝、肺转移

手术完全切除肝、肺转移灶仍是目前能治愈直肠癌肝肺转移的最佳方法,故符合条件的患者均应当在适当的时候接受手术治疗。对部分最初肝肺转移灶无法切除的患者应当经多学科讨论,慎重决定新辅助化学治疗和手术时机,创造一切机会使之转化为可切除病灶。

六、随访

直肠癌术后,前 5 年需每年行肠镜检查,如果没有发现息肉或肿瘤,以后每3 年检查一次。如果术前因直肠癌梗阻而不能进行完整的肠镜检,应在术后3个月行完整的肠镜检查。

筛查复发的其他方法包括病史、体检和实验室检查(全血细胞计数、肝功能)和腹腔或盆腔超声检查,前 2 年每 3 个月进行一次,之后 3 年每 6 个月检查一次。胸部 X 线检查每 6 个月 1 次,共两年,2 年后每年 1 次。建议每年进行一次影像学(计算机体层显像或磁共振成像)检查。

七、诊治要点

美国国家综合癌症网委员会认为多学科协作治疗直肠癌非常重要。充分病理评估,若可能至少要评估 12 个淋巴结。早期患者且内镜超声或磁共振成像证实淋巴结阴性、满足标准者可选用经肛切除;经腹切除适用于其余直肠癌;围术期放射和化学治疗对大部分怀疑或证实为 $T_{3\sim4}$ 的患者或有区域淋巴结受累患者是优选治疗策略。

局部复发者应考虑切除,并接受化学治疗和放射治疗。如果不能切除则行化学治疗,放射治疗可酌情。有肝、肺转移患者如果可完全切除应考虑手术切除。围术期化学治疗及放射和化学治疗用于同时转移,围术期化学治疗用于非同时转移。

患者具有弥漫不可切除转移性疾病者推荐进行连续的治疗。启动治疗时要考虑的原则包括预先计划好的改变治疗时的策略。初始治疗选择要考虑患者是否能耐受强治疗,较强的初始治疗包括 FOLFOX、FOLFIRI、CapeOX 和 FOL-FOXIRI,也可加入生物制剂。委员会支持患者优先进入临床试验。

八、注意事项

直肠癌早期症状不明显,最初多为无痛性便血、黏液血便或大便次数增多,不易引起重视,常被误诊为"痔疮"或"痢疾",使病情延误。因此对上述表现者,应进一步检查。

九、健康教育

术后早期下床活动,长期卧床不仅增加胰岛素抵抗及肌肉丢失,而且减少肌肉的强度、损害肺功能及组织氧合,也增加了发生下肢静脉血栓形成的危险。目标是在术后第 1 天下床活动 1～2 小时,而之后至出院时每天应下床活动 4～6 小时。

第五节　结　肠　癌

近年来,随着人民生活水平的不断提高,饮食习惯和饮食结构的改变以及人口老龄化,我国结肠癌的发病率上升尤为显著。大多数患者发现时已属于中晚期。40 岁时其发病率开始升高,60～75 岁时达到高峰。约 70% 位于直肠和乙状结肠,95% 为腺癌。结肠癌在女性中更常见,而直肠癌在男性中更常见。

一、病史与体检

(一)临床表现

早期结肠癌可无明显症状,病情发展到一定程度才出现下列症状。

1.排便习惯改变

排便习惯改变是结肠癌最常见的主诉,多数表现为排便次数的增多,粪便不成形或稀便,排便前可有轻度腹痛。

2.便血

便血是仅次于排便习惯改变的最常见症状。血色可红也可暗红。位于降结肠、乙状结肠的癌,血色常偏红,常被误认为是内痔、痢疾或肠炎而延误诊断。便血也可以仅为隐血。

3.腹痛或腹部不适

腹痛也是早期出现的症状,疼痛部位多在中下腹部,程度不重,多属隐痛而易被忽视。如癌已穿透至肠壁外而引起局部炎症时,疼痛即在癌肿部位,并多伴有压痛及肿块。

4.腹部肿块

癌肿生长到相当大时,腹部即可能触及肿块,位于乙状结肠或横结肠中段的癌肿易于被触及,且有一定活动度。肿块一般较硬,形状不规则,表面不平。

5.肠梗阻

肠梗阻是结肠癌的后期症状,表现为慢性低位肠梗阻,便秘腹胀明显,恶心呕吐症状不突出。患者仍能少量进食,但进食后症状加重。

6.贫血及全身症状

如消瘦、乏力、低热等。

(二)体格检查

(1)一般状况评价、全身表浅淋巴结情况。

(2)腹部视诊和触诊,检查有无肠型、肠蠕动波、腹部肿块等。

二、辅助检查

(一)实验室检查

1.血常规

了解有无贫血。

2.尿常规

观察有无血尿,结合泌尿系统影像学检查了解肿瘤是否侵及泌尿系统。

3.大便常规

检查应当注意有无红细胞、白细胞。

4.粪便隐血试验

对消化道少量出血的诊断有重要价值。

(二)内镜检查

所有疑似结肠癌患者均推荐纤维结肠镜或电子结肠镜检查,但以下情况除外:①一般状况不佳,难以耐受。②急性腹膜炎、肠穿孔、腹腔内广泛粘连以及完全性肠梗阻。③肛周或严重肠道感染、放射性肠炎。④妇女妊娠期和月经期。

内镜检查之前,必须做好准备,检查前进流质饮食,服用泻剂,或行清洁洗肠,使肠腔内粪便排净。

内镜检查报告必须包括:进镜深度、肿物大小、距肛缘位置、形态、局部浸润的范围,结肠镜检时对可疑病变必须行病理学活组织检查。

由于结肠肠管在检查时可能出现皱缩,因此内镜所见肿物距离肛门距离可能存在误差,建议结合计算机体层显像或磁共振成像明确病灶部位。

(三)影像检查

1.结肠钡剂灌肠造影

特别是气钡双重造影是诊断结肠癌的重要手段,对显示结肠内的形态异常有很高准确性。结肠癌在钡剂灌肠中的表现与癌的大体形态有关。但疑有肠梗阻的患者应当谨慎选择,要警惕钡剂在结肠内干结后可能使肠梗阻加重,不完全性者转为完全性。

2.超声检查

超声检查不能直接诊断结肠肿瘤,但对初步了解腹内有无肿块以及肝内有无占位性病变有帮助,可了解患者有无复发转移,具有方便快捷的优越性。

3.计算机体层显像

计算机体层显像的作用在于明确病变侵及肠壁的深度,向肠壁外蔓延的范围和远处转移的部位。目前,结肠病变的计算机体层显像推荐用于以下几个方面:①提供结肠恶性肿瘤的分期。②发现复发肿瘤。③评价肿瘤对各种治疗的反应。④阐明钡剂灌肠或内镜发现的肠壁内和外在性压迫性病变的内部结构,明确其性质。⑤对钡剂灌肠造影发现的腹内肿块作出评价,明确肿块的来源及其与周围脏器的关系。

4.磁共振成像

磁共振成像的适应证同计算机体层显像。推荐以下情况首选磁共振成像:直肠癌的术前分期;结肠癌肝转移病灶的评价;怀疑腹膜以及肝被膜下病灶。

5.正电子发射断层显像-计算机体层显像

不推荐常规使用,但对于常规检查无法明确的转移复发病灶可作为有效的辅助检查。

6.排泄性尿路造影

不推荐术前常规检查,仅适用于肿瘤较大可能侵及尿路的患者。

(四)血清肿瘤标志物

结肠癌患者在诊断、治疗前、评价疗效、随访时必须检测癌胚抗原、糖类抗原19-9。建议检测糖类抗原242、糖类抗原72-4。有肝转移患者建议检测甲胎蛋白。有卵巢转移患者建议检测糖类抗原125。

(五)病理组织学检查

病理活检明确占位性质是结肠癌治疗的重要依据。活检诊断为浸润性癌的患者进行规范性结肠癌治疗。如因活检取材的限制,活检病理不能确定浸润深度者,诊断为高级别上皮内瘤变,建议临床医师综合其他临床情况,确定治疗方案。确定为复发或转移性结肠癌时,可以检测肿瘤组织 K-ras 基因状态。

三、鉴别诊断

结肠癌的鉴别诊断主要是结肠炎性疾病如肠结核、血吸虫病肉芽肿、阿米巴病肉芽肿、克罗恩病、溃疡性结肠炎等。发病时的症状、病期的长短、粪便的寄生虫检查、X 线钡剂灌肠造影征象等均有助于鉴别。通过纤维结肠镜检查及组织活检,鉴别也无困难。

四、分期

同"直肠癌 TNM 分期"。

五、治疗

治疗原则是以手术切除为主的综合治疗。

(一)结肠癌根治性手术

切除范围须包括癌肿所在肠袢及其系膜和区域淋巴结。

1.右半结肠切除术

适用于盲肠、升结肠、结肠肝曲的癌肿。对于盲肠和升结肠癌,切除范围包括右半横结肠、升结肠、盲肠,包括长 15～20 cm 的回肠末段,做回肠与横结肠端端或端侧吻合术。对于结肠肝曲的癌肿,除上述范围外,须切除横结肠和胃网膜右动脉组的淋巴结。

2.横结肠切除术

适用于横结肠癌。切除包括肝曲或脾曲的整个横结肠以及胃结肠韧带的淋巴结组,行升结肠和降结肠端端吻合术。倘若因两端张力大而不能吻合,对偏左侧的横结肠癌,可切除降结肠,行升结肠、乙状结肠吻合术。

3.左半结肠切除术

适用于结肠脾曲和降结肠癌。切除范围包括横结肠左半、降结肠,并根据降结肠癌位置的高低切除部分或全部乙状结肠,然后做结肠间或结肠与直肠端端吻合术。

4.乙状结肠癌的根治切除术

要根据乙状结肠的长短和癌肿所在的部位,分别采用切除整个乙状结肠和全部降结肠,或切除整个乙状结肠、部分降结肠和部分直肠,做结肠直肠吻合术。

(二)结肠癌并发急性肠梗阻的手术

应当在进行胃肠减压、纠正水和电解质紊乱以及酸碱失衡等适当的准备后，早期施行手术。右侧结肠癌做右半结肠切除一期回肠结肠吻合术。如患者情况不许可先做盲肠造口解除梗阻，二期手术行根治性切除。如癌肿不能切除，可切断末端回肠，行近切端回肠横结肠端-侧吻合，远切端回肠断端造口。左侧结肠癌并发急性肠梗阻时，一般应在梗阻部位的近侧做横结肠造口，在肠道充分准备的条件下，再二期手术行根治性切除。对肿瘤不能切除者，则行姑息性结肠造口。

(三)结肠癌的肝、肺转移的手术治疗

手术完全切除肝、肺转移灶仍是目前能治愈结肠癌肝、肺转移的最佳方法，故符合条件的患者均应当在适当的时候接受手术治疗。对部分最初肝、肺转移灶无法切除的患者应当经多学科讨论，慎重决定新辅助化学治疗和手术时机，创造一切机会使之转化为可切除病灶。

(四)化学药物治疗

结肠癌的辅助化学治疗或肿瘤治疗均以氟尿嘧啶为基础用药。给药途径有动脉灌注、门静脉给药、静脉给药、术后腹腔置管灌注给药及温热灌注化学治疗等，以静脉化学治疗为主。化学治疗时机、如何联合用药和剂量等根据患者的情况、个人的治疗经验有所不同。目前一线联合化学治疗药物的组成主要有3个方案：①FOLFOX6方案：奥沙利铂 $100 \ mg/m^2$，亚叶酸钙 $200 \ mg/m^2$，化学治疗第1天静脉滴注，随后氟尿嘧啶 $2.4 \sim 3.6 \ g/m^2$ 持续48小时滴注，每两周重复，共 $10 \sim 12$ 个疗程。②XELOX方案：为奥沙利铂和卡培他滨的联合用药。③MAYO方案：是氟尿嘧啶和亚叶酸钙的配伍。经多中心大样本的临床研究，辅助化学治疗能明显提高Ⅱ～Ⅲ期结肠癌的5年生存率。

最近几年，大量文献报道新辅助化学治疗（即术前化学治疗）可使肿瘤降期，提高手术切除率。

六、预后

结肠癌的预后受多种因素影响，其中以癌浸润扩散的范围最为重要，5年生存率与病期有密切关系。

七、注意事项

结肠癌的早期症状多较轻或不明显，也易漏诊。疾病的发展比较缓慢，如能

早期诊断,及时治疗,可获得较好的预后。因此,对 30 岁以上的患者有下列表现时应考虑有无结肠癌可能:①近期内出现持续性腹胀、不适合隐痛。②近期内出现大便习惯改变,便秘、腹泻(便秘和腹泻交替出现)和排便困难等。③大便中带血或黏液。④粪隐血试验持续阳性。⑤原因不明的进行性贫血、体重减轻或乏力。⑥腹部可扪及肿块。

对有上述临床表现时,应建议患者做进一步检查。

八、健康教育

结肠癌的早期预防应注意以下几点:①适当降低膳食的脂肪和肉类含量,增加新鲜蔬菜和水果。②对结肠腺瘤应定期复查,及时切除。③对结肠慢性炎性疾病,特别是长期慢性溃疡性结肠炎,要警惕癌的发生,定期进行结肠镜检查。④家族性息肉病患者,结肠癌发生率很高,应早日对息肉病进行手术治疗。⑤对 50 岁以上患者,需每年检查大便隐血两次,有助于较早地发现症状不明显的结肠癌。

第六节　肛门乳头状纤维瘤

一、概述

肛门乳头状纤维瘤简称肛乳头瘤,又称肛乳头肥大,是肛乳头因反复炎症刺激增生而形成的纤维结缔组织性赘生物,是肛门直肠常见的良性肿瘤。肛乳头瘤可以发生于任何年龄,以青壮年为主,女性发病率高于男性。因其起病隐匿,初期不引起明显症状,故常被忽略。随着瘤体逐渐增大,便时会时常脱出肛门,并引起瘙痒、出血等不适。肛乳头瘤的发生常伴随于肛窦的炎症,两者常可互为因果。

二、病因

肛乳头瘤主要因局部直接或间接炎症刺激引起。引起炎症的因素包括大便次数增多、腹泻、长期便秘等,这些因素既可直接刺激肛乳头增生,又可引起肛窦炎,通过肛窦的炎症向周围浸润而间接影响肛乳头。除炎症刺激外,肛门瘢痕性狭窄、肛裂等引起的血流、淋巴循环不畅,亦是引起肛乳头增生和肥大的原因之一。

三、病理

肛乳头肥大和增生是肛窦炎的特征性的病理表现,通常表面光滑,有角化、分叶,覆盖淡红色或白色皮肤,内有纤维组织并伴有炎症。肛乳头瘤的炎症有急性期和慢性期之分,急性期以"渗出"这一炎症的基本病理变化为主,伴有局部红肿疼痛;慢性期则以纤维结缔组织的缓慢"增生"为主。

四、分类

按照炎症的不同阶段,肛乳头瘤可分为急性期和慢性期。急性期即炎症较重或急性发作阶段,慢性期即炎症较轻或消退阶段。

五、临床表现

肛门镜下可见数个增生肛乳头,颜色淡红,指诊较硬,无压痛。瘤体较小时,肛门镜下所见呈三角形的肛乳头瘤,单发或多发,在慢性期无明显症状;急性期表现为肛管灼热、肛门坠胀或里急后重感,伴脓性分泌物,分泌物刺激肛周皮肤可导致肛门瘙痒;指诊在齿线处可扪及一个或多个稍硬的小凸起,有压痛,镜下见肛乳头红肿。较大的肛乳头瘤一般单发,广基或带蒂,可有分叶,在慢性期亦无明显症状,少部分有异物感、便不尽感,便后脱出者偶有短时间的微痛或不适,表面粗糙角化;急性期主要表现为瘤体红肿灼痛,有脓性分泌物,亦可引起肛门坠胀,排便刺激后加重。

六、诊断和鉴别诊断

(一)诊断

依据典型的症状和肛管局部检查,肛乳头瘤一般可明确诊断,另外尽管肛乳头瘤极少癌变,术后亦需行病理学检查予以明确。

(二)鉴别诊断

临床上肛乳头瘤需与痔和直肠绒毛乳头状腺瘤相鉴别。

1.痔

较大的痔和肛乳头瘤均可脱出肛外,但痔通常较柔软,有黏膜被覆且基底部宽而无蒂。肛乳头瘤质韧或较硬,表面覆盖淡红色或白色皮肤,瘤体较大者多带有细长蒂。

2.直肠绒毛乳头状腺瘤

直肠绒毛乳头状腺瘤在外形上与急性炎症期的肛乳头瘤尤其相似,但前者附着于齿线以上直肠壁,被覆黏膜,表面呈细颗粒状;后者位于齿线处,表面光滑、覆盖皮肤。病理检查可明确诊断。

七、手术治疗

无论急性期还是慢性期,手术切除都是根治肛乳头瘤的最好办法。较小的肛乳头增生可以直接切除,较大的则需结扎切除。另外有专家认为,直肠、肛管癌的发生与肛乳头瘤的反复慢性炎症刺激有关,因此较大的肛乳头瘤均应及时切除。

(1)适应证:各种肛乳头瘤。

(2)操作方法:取侧卧位,常规消毒铺巾,局部麻醉松弛肛门。暴露需切除的乳头瘤,用止血钳钳夹夹其基底部,在止血钳下方将基底部部分切开,并在切开处结扎,切除并保留 0.5 cm 残端,止血、包扎固定,术毕。如乳头瘤位于痔核上,可在切除结扎痔核时一并切除。对于呈小三角形的肛乳头增生,可在肛门镜下用止血钳逐个钳夹,钳夹后再剪除即可。

(3)术后处理:术后当天少量进食,次日起正常饮食。术后 24~48 小时可排便,便后换药。

参考文献

［1］徐万鹏.肛肠外科疾病诊疗［M］.北京:科学技术文献出版社,2020.

［2］朱妮.现代肛肠外科疾病诊治学［M］.长春:吉林科学技术出版社,2019.

［3］伊亮,杨军年.肛肠外科基础与临床［M］.兰州:兰州大学出版社,2018.

［4］陈光华.肛肠外科诊治精要［M］.北京:科学技术文献出版社,2020.

［5］范明峰.现代肛肠外科疾病综合诊疗学［M］.长春:吉林科学技术出版社,2019.

［6］刘新新.肛肠外科诊疗技术［M］.长春:吉林科学技术出版社,2018.

［7］李国利.肛肠外科诊疗技术与临床［M］.北京:科学技术文献出版社,2020.

［8］吴作友.肛肠外科疾病手术治疗策略［M］.开封:河南大学出版社,2019.

［9］王立柱.肛肠外科疾病手术治疗策略［M］.北京:科学技术文献出版社,2018.

［10］彭文.现代肛肠外科疾病手术治疗［M］.哈尔滨:黑龙江科学技术出版社,2020.

［11］潘红.临床肛肠疾病诊疗［M］.长春:吉林科学技术出版社,2019.

［12］沙静涛.肛肠外科疾病基本知识与技术［M］.天津:天津科学技术出版社,2020.

［13］苏思新.肛肠疾病临床诊断与治疗思维［M］.长春:吉林科学技术出版社,2019.

［14］范明峰.新编肛肠外科疾病手术实践［M］.沈阳:沈阳出版社,2020.

［15］宋枫,高峰.现代结直肠外科诊疗学［M］.长春:吉林科学技术出版社,2019.

［16］倪强.外科疾病诊疗学［M］.天津:天津科学技术出版社,2020.

［17］徐速.肛肠疾病诊断与防治［M］.北京:科学技术文献出版社,2019.

［18］田崴.实用外科与麻醉［M］.长春:吉林科学技术出版社,2020.

［19］吕秀红.实用外科精粹［M］.天津:天津科学技术出版社,2019.

[20] 王萍.普通外科疾病诊治策略[M].长春:吉林科学技术出版社,2020.

[21] 孙丕忠.普通外科诊疗实践[M].天津:天津科学技术出版社,2019.

[22] 刘秦鹏.现代临床外科疾病诊断与治疗[M].天津:天津科学技术出版社,2020.

[23] 赵天君.普外科临床诊断与治疗[M].昆明:云南科技出版社,2019.

[24] 杜峰.新编临床实用普外科诊疗常规[M].长春:吉林科学技术出版社,2020.

[25] 韩增山.临床外科疾病诊治策略[M].天津:天津科学技术出版社,2019.

[26] 王琨.临床外科手术诊治与围术期管理[M].南昌:江西科学技术出版社,2020.

[27] 刘平.普通外科临床新进展[M].南昌:江西科学技术出版社,2019.

[28] 申伟.现代临床诊疗实践[M].北京:科学技术文献出版社,2020.

[29] 王腾祺.临床外科诊疗与手术技巧[M].北京:科学技术文献出版社,2019.

[30] 程俊杰.普外科疾病诊断与治疗[M].昆明:云南科技出版社,2019.

[31] 宋丙跃.新编外科常见疾病治疗与护理[M].郑州:郑州大学出版社,2019.

[32] 李林.临床综合外科疾病诊疗与护理[M].长春:吉林大学出版社,2019.

[33] 高坤范.新编普通外科疾病基础与临床[M].长春:吉林大学出版社,2019.

[34] 穆童.临床普外科常见病诊疗[M].北京:科学技术文献出版社,2019.

[35] 刘景德.普通外科疾病临床诊断与处理[M].长春:吉林科学技术出版社,2019.

[36] 何智勇,李淑红,代牛,等.外剥内扎加皮桥整形术治疗环状混合痔的临床疗效[J].中国肛肠病杂志,2020,40(5):29-30.

[37] 李保亚.改良外剥内扎术在混合痔患者门诊治疗中的效果[J].临床医学研究与实践,2020,5(2):83-84.

[38] 杨保伟,胡明,刘亚新.套扎术在肛肠疾病的应用进展[J].海南医学,2020,31(16):2147-2151.

[39] 李少伯,程效磊.专利肛门镜引导下的痔硬化剂注疗[J].临床医药文献电子杂志,2020,7(81):53-54.

[40] 阳辉顺,陈石敏,曾冬生,等.肛窦切开挂线合藓黄洗剂熏洗坐浴治疗肛窦炎30例[J].湖南中医杂志,2020(2):10-12.